U0121618

大展好書　好書大展

品嘗好書・　冠群可期

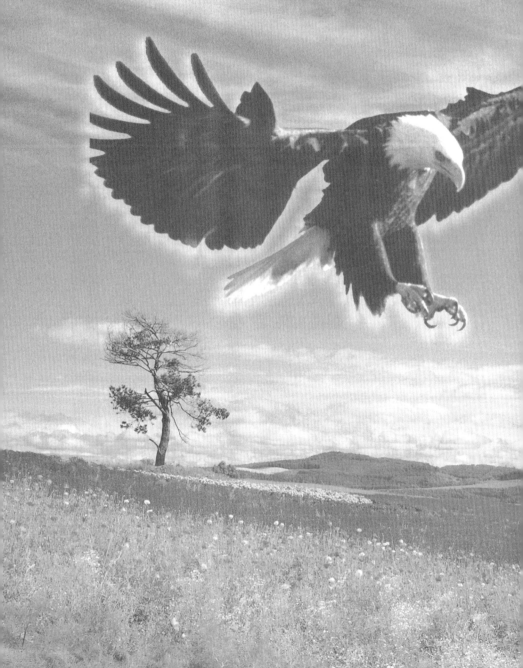

國家圖書館出版品預行編目資料

降低膽固醇的飲食／早川和志監著；劉雪卿譯
－初版－臺北市，大展，民86
　　面；21公分－（飲食保健；6）
　　譯自：コレステロールを下げる食べもの
　　ISBN 978-957-557-769-8（平裝）
　1.膽固醇　2.食物療法
　415.33　　　　　　　　　　　　86013241

KORESUTEROORUWO SAGERU TABEMONO
CHOSYA HAYAKAWA KAZUSHI
HAKKOUSYO TSUCHIYA SHOTEN IN 1995
CHINESE TRANSLATION RIGHTS ARRANGED THROUGH
KEIO CULTURAL ENTERPRISE CO., LTD

版權仲介：京王文化業有限公司

降低膽固醇的飲食

ISBN 978-957-557-769-8

原 著 者／早 川 和 志
譯　　 者／劉　雪　卿
發 行 人／蔡　森　明
出 版 者／大展出版社有限公司
社　　 址／台北市北投區（石牌）致遠一路2段12巷1號
電　　 話／(02) 28236031・28236033・28233123
傳　　 真／(02) 28272069
郵政劃撥／01669551
網　　 址／www.dah-jaan.com.tw
E-mail／service@dah-jaan.com.tw
登 記 證／局版臺業字第2171號
承 印 者／傳興印刷有限公司
裝　　 訂／建鑫裝訂有限公司
排 版 者／弘益電腦排版有限公司
初版1刷／1997年（民86年）10月
初版2刷／2000年（民89年）6月
初版3刷／2003年（民92年）6月　　　　　　定　價／200元

序 言──膽固醇從「食」開始

對人類來說，生活上的重大要素就是「食」、「衣」、「住」、「行」。其中「食」最為方便，一旦食物充實，任何人都會感到很滿足。因此，很多人都想吃自己愛吃的東西，這也是人之常情。

但是，人類可分為肉體及荷爾蒙等內部因子發達、穩定的到二十五歲前後為止的前半期，以及從穩定開始到退化的後半期。到了後半期時，身體需要給予「照顧」。

進行健康診斷時，四十歲以上的人都會出現一些異常值。其中最多見的是「高膽固醇」或「高脂血症」。這是隨著年齡的增加，對身體而言的必要量，以及藉由飲食攝入體內之量的平衡失調而造成的。體內的膽固醇一旦增加，會成為心肌梗塞、腦梗塞等成人病的原因。

根據最近的報告顯示，膽固醇值較高的高脂血症者的壽命，明顯地縮短。這時，如果能夠立刻死亡的人，還算是幸運。因為即使僥倖獲救，但是運動受到限制，或要以半身麻痺的狀態度過一生。為避免陷入這種狀態，必須要好好地給予「照顧」。「照顧」的基本是飲食。對人類而言，如果沒有異常，不必立刻服藥。

，創造身體的只有飲食而已。持續實行膽固醇或中性脂肪較少的飲食生活，就能夠改善高脂血症。但是，到底要吃什麼？其量為何呢？一般人不得而知。因此，食物無法簡單地具有如藥物一般的效果。

所謂「持之以恆就是力量」。持續非常的重要。本書就是為了讓各位明白這些道理而寫下的書。希望本書的出版能讓讀者收穫良多。

早川和志

目　錄

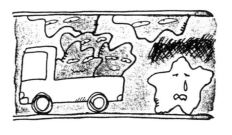

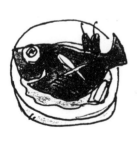

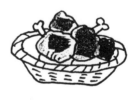

第四章

能夠減少膽固醇的各種菜單

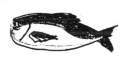

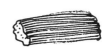

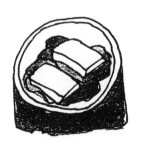

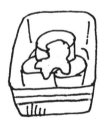

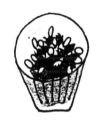

第一章

●令人擔心的事

膽固醇的真面目為何？

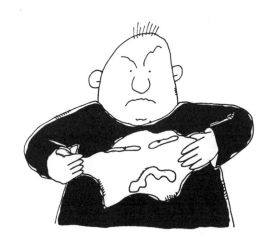

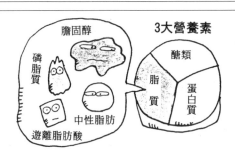

3大營養素

膽固醇
磷脂質
中性脂肪
遊離脂肪酸

醣類
脂質
蛋白質

・膽固醇是3大營養素的脂質的一種

在我們的生活中不可或缺的「3大營養素」是指醣類（碳水化合物）、蛋白質及脂質。其中體內的脂質分為膽固醇、中性脂肪、磷脂質、遊離脂肪酸這4種

脂質　蛋白質
醣類
肝臟

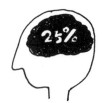

25%

・腦與脊髓中含量較多

膽固醇進入血液，藉由血液循環，運送到需要的各臟器。膽固醇含量特多的是腦、脊髓等的神經系，以及肌肉。腦中含有膽固醇總量的25%。在調查時，檢查血清中的膽固醇的量，就是因為血液中含有10～13g左右，血清中則含有一半，亦即6～7g左右

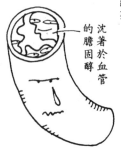

沈著於血管的膽固醇

・動脈硬化症的要因

膽固醇太多時，老廢物會沈著在動脈的血管，使血管變得脆弱、狹窄，是引起動脈硬化的要因。這種狀態放任不管的話，可能會演變成心肌梗塞、腦梗塞等的成人病

・大部分在體內合成

人類生存所需要的膽固醇量，1日約1000～1500mg。其中由食物中攝取的量為300～500mg左右。不足的部分1000～1200mg是在體內（肝臟等）合成。膽固醇可以由脂質、醣類、蛋白質等的熱量源合成

膽固醇是維持生命的必要物質

聽到「膽固醇」，一般人認為是對身體不好，要控制攝取量的物質，抱持著不良的印象。

的確，膽固醇太多，在動脈的血管壁有血液中的膽固醇沈著，容易引起動脈硬化，也會成為狹心症、心肌梗塞等成人病的要因。

但是，相反的，量太少時，血管壁變得脆弱，會提升發生腦溢血的頻度。

此外，重量約十二公克的副腎臟器，含有一～二公克的膽固醇，成為合成副腎皮質荷爾蒙的材料。這個荷

膽固醇的作用為何？

由副腎所分泌的副腎皮質荷爾蒙或性荷爾蒙等「類固醇荷爾蒙」的合成材料是膽固醇。一旦缺乏副腎皮質荷爾蒙，活力減退，食慾不振。

構成人體的是無數的細胞，但是，膽固醇與磷脂質則是製造細胞膜的原料。對於保護血管壁而言，是必要的物質。

膽固醇的作用

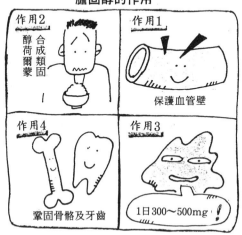

脂溶性維他命的維他命A・D的吸收，需要膽固醇發揮重要的作用。A能夠強化皮膚與內臟的粘膜，保持健康，D能夠幫助鈣質的吸收，鞏固骨骼與牙齒。

由食物中攝取的脂肪，需要借助「膽汁酸」幫助消化、吸收。膽固醇則是製造「膽汁酸」的材料。膽汁酸在肝臟合成，但是這時需要的膽固醇1日為300～500mg。

爾蒙稱為生命活動中具有重要作用的類固醇荷爾蒙，一旦不足，就會使得活力、食慾減退，產生倦怠感。

此外，像類固醇荷爾蒙中的男性荷爾蒙或女性荷爾蒙的材料，也要利用到膽固醇。

也就是說，我們為了健康地生活，需要一定量的膽固醇，是不可或缺的成分。

通常，配合由食物中攝取的膽固醇量，調整膽固醇合成量，在體內會存在著定量的膽固醇。但是，如果每次的飲食都攝取大量的膽固醇，則無法順暢地調整，就會引起成人病。

壞膽固醇（LDL）

好膽固醇（HDL）

・脂蛋白分為4種

脂蛋白依重量（比重）與大小的不同，分為乳糜微粒、VLDL（超低比重脂蛋白）、LDL（低比重脂蛋白＝通稱「壞膽固醇」）、HDL（高比重脂蛋白＝通稱「好膽固醇」）這4種。膽固醇主要是以LDL和HDL的形式循環在血液中。中性脂肪主要是以乳糜微粒、VLDL（壞膽固醇之一）而循環於血液中。

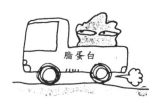

脂蛋白

・「脂蛋白」變化的循環

膽固醇或中性脂肪等脂質無法溶解於以水為主要成分的血液中。因此，要與易溶於血液的「阿樸蛋白」這種蛋白質結合，變成「脂蛋白」，才能夠在體內循環

・好膽固醇能夠回收全身的膽固醇

HDL有「好膽固醇」之稱，能夠回收全身的膽固醇，使其回到肝臟。此外，由能夠將沈著於血管壁的膽固醇引出，因此，能夠預防動脈硬化。即使LDL增加到某種程度時，而如果能夠增加適量的HDL，那就不會造成問題了。

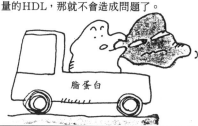

脂蛋白

・壞膽固醇較多是造成動脈硬化的原因

LDL負責從肝臟將膽固醇送到身體各細胞。LDL太多時，膽固醇會積存在動脈壁，成為動脈硬化的原因。因此稱為「壞膽固醇」

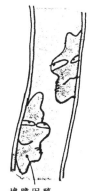

壞膽固醇

促進動脈硬化的壞膽固醇、防止動脈硬化的好膽固醇

最近，一般人的常識知道膽固醇有「好」與「壞」。簡言之，積存在動脈壁的多餘膽固醇，成為動脈硬化原因的，就是壞膽固醇（LDL）；而將過剩的膽固醇回收，使其回到肝臟內，就是好膽固醇（HDL）。

因此，並不是單純地說：「為了防止動脈硬化，就要減少膽固醇的攝取量」，應該是「要增加好膽固醇，排出過剩膽固醇」才對。

但是，膽固醇並沒有這

好壞膽固醇的差異為何？

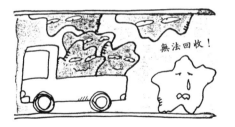

無法回收！

• **不能夠回收的壞膽固醇會沈著於血管**

壞膽固醇如果能將適量的膽固醇運送到必要的場所，那就不會有問題。但是，如果壞膽固醇不斷地增加到好膽固醇無法回收時，沒有容身之地的壞膽固醇就會殘留在血液中，沈著於血管，引起動脈硬化等疾病，對身體造成不良的影響。

一旦中性脂肪減少時，好膽固醇會增加，因此，首先要下點工夫降低中性脂肪。中性脂肪是儲備用的能量，如果飲食過度或運動不足，就會增加。因此，飲食要求八分飽。此外，也要進行騎自行車、游泳、慢跑等，每天持續進行不會感覺勉強的運動。

此外，抽煙會使壞膽固醇增加、好膽固醇減少，因此要戒煙。一開始就戒煙，也許過於勉強，不妨從1日抽6支以下的香煙開始做起。

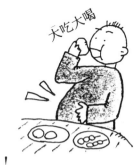

天吃大喝

可以增加好膽固醇哦！

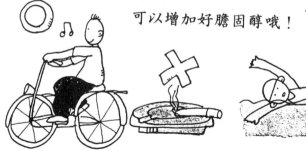

些種類的區分。事實上，膽固醇溶解於血液中，變成脂蛋白，依其作用的不同，才出現不同的膽固醇名稱。

女性的長壽是拜好膽固醇之賜嗎？

關於好膽固醇的數值方面，女性比男性高十％左右，這是頗耐人尋味的結果。

好膽固醇較多，對於健康有好的作用。在同樣的條件下生活，好膽固醇較多的人，較能夠長生。

一般而言，女性比男性更為長壽，原因可能就在於此。

中性脂肪（三酸甘油酯）與膽固醇同樣的，是血液中所含的脂質的一種，即是我們一般所謂的脂肪。

‧中性脂肪的搬運方法有2種

中性脂肪進入血液中，在體內以脂蛋白的形態循環。這時，分為將在肝臟合成中性脂肪運送到全身的「VLDL」，以及將由食物中吸收的中性脂肪由小腸運送到肝臟的乳糜微粒。

‧中性脂肪會蓄積在皮下

中性脂肪會蓄積在皮下或肌肉等的脂肪組織內，當成儲備用的能量。一旦食物缺乏或從事劇烈運動而能量不足時，在體內就會燃燒，產生出熱量來。

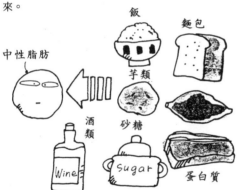

‧脂質、醣類等熱量源

中性脂肪的來源不只是脂質，像飯、麵包、芋類、砂糖等醣類（碳水化合物），以及蛋白質或酒精類等，都可以成為熱量源。這些在肝臟大量合成時，皮下脂肪的蓄積量會增多，成為「肥胖」的第一步。

容易形成中性脂肪的是砂糖與水果中所含的糖分、酒精等高熱量的飲食。要盡量控制零食、飲酒，飲食要求八分飽。

中性脂肪多半會成為皮下脂肪

中性脂肪攝取過多會引起肥胖，這是眾所周知的。而積存在臟器或血液中時會產生何種影響呢？

首先是肝臟──。由食物中攝取的中性脂肪，以及在肝臟合成的中性脂肪，會成為脂蛋白，由肝臟送到血管。但是，中性脂肪太多時，會大量地蓄積在肝細胞中，形成「脂肪肝」。肝臟變得腫大，肝機能逐漸減退。這種狀態長年持續，可能會轉移為肝硬化。

此外，血糖值的調節與促進消化的胰臟，如果吃喝過多，可能使得血中的中性

何謂中性脂肪？

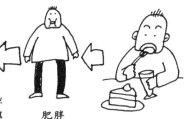

糖尿病
高血壓
動脈硬化

• 一旦脂肪積存在肝臟時，會導致肝功能減退，形成脂肪肝。此外，脂肪分解所形成的遊離脂肪酸的毒，會引起胰臟炎。

肥胖

• 肥胖是所有成人病的因子
中性脂肪攝取過剩時，附著太多的皮下脂肪，會導致肥胖。肥胖是糖尿病與高血壓的原因，也會導致動脈硬化。同時，也會使得將血液中的膽固醇運出的好膽固醇減少，血液容易凝固，與動脈硬化有密切的關係。

▼以腹部為主，上半身發胖型，男性較多見。內臟有脂肪附著，因此與皮下脂肪型肥胖相比，罹患成人病的機率較高。

▼以下腹部、大腿、臀部為主，下半身有脂肪附著。女性較多見，對成人病不會造成太大的影響。

• 肥胖有2種型態
肥胖依脂肪附著部位的不同，分為2種。在皮下容易積存脂肪的，就是皮下脂肪型肥胖。如果脂肪容易積存在內臟，則稱為內臟脂肪型肥胖。從外觀上很容易區分。會對成人病造成不良影響的是後者。

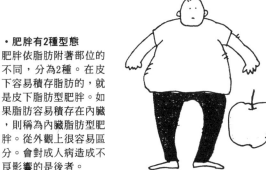

內臟脂肪型肥胖＝蘋果型肥胖

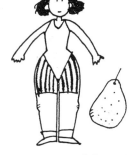

皮下脂肪型肥胖＝洋梨型肥胖

脂肪濃度急速增高，而引發急性胰臟炎。會產生劇烈頭痛，並出現下痢、嘔吐等症狀。在血液中過度積存時，就會成為高中性脂肪血症（高三酸甘油酯血症）。

此外，當血液中的中性脂肪增多時，好膽固醇會減少，血液容易凝固，會造成一些不良的影響，也會成為動脈硬化的危險因子。

一日喝一瓶牛奶
牛奶富含鈣質、蛋白質以及維他命等許多的營養素，也含有動物脂肪，但其量只有三％左右。因此不必擔心會使膽固醇上升，最好一天喝一瓶。

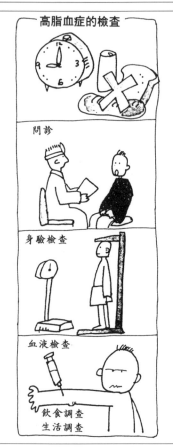

高脂血症的檢查

問診

身驗檢查

血液檢查

飲食調查
生活調查

接受血液檢查時，前一個晚上9點以後不可進食。如果吃東西或喝酒，會影響中性脂肪值。

• 個別觀察數值

健康診斷，不光只是看總膽固醇，也需要個別觀察HDL膽固醇值、LDL膽固醇值、中性脂肪值等數值。如果好HDL膽固醇值異常降低，而其他的數值正常，也有狹心症的可能性。

診斷為「高脂血症」時，通常並非突然惡化，而是經過20～30年的長久歲月而發症的。但是放任不管的話，可能會引發動脈硬化症、狹心症或腦梗塞等。此外，下肢的動脈硬化容易導致脫疽。

• 以血液檢查來檢查膽固醇

接受高脂血症檢查時，一般是看內科、檢查內容包括問診（自覺症狀、既往症、遺傳關係等）、身體檢查、血液檢查、飲食調查、生活調查等。尤其是生活調查，必須要調查壓力、吸煙、運動量到達何種程度，有助於日常生活的改善。

• 幾乎沒有自覺症狀

血液中的膽固醇和中性脂肪增加，但是有時完全不會出現自覺症狀。可是，當動脈硬化進行到高度時，在眼瞼內側及肘、膝會出現黃色的脂肪塊，同時阿基里斯腱變粗。出現這些症狀時，一定要趕緊接受診察

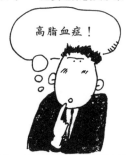

高脂血症！

至少一年要檢查一次

檢查，是要檢查總膽固醇、好膽固醇（HDL）、壞膽固醇（LDL），以及中性脂肪的四種數值。如果每種數值超過正常範圍，就是「高脂血症」，引起動脈硬化的危險度也會提升。

輕度的高脂血症，只要改善生活，就能夠治療。因此，要重新評估以往的生活習慣及飲食內容。

但是，測定值容易受到飲食生活、體調或壓力等的影響，因此，隔一個月之後，要再度測量。此外，正常值的人也不能夠掉以輕心。四十歲以上的人，一年至少要接受一次檢查。

高中性脂肪血症

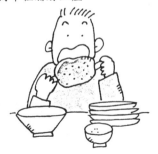

高膽固醇血症

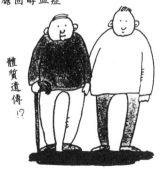

體質遺傳!?

▲「中性脂肪」為150mg／dl以上　吃得太多或吃油脂、甜食、酒攝取太多、運動不足，是主要的原因。此外，也可能是因為肥胖、糖尿病、遺傳的因素而引起。

▼「好膽固醇」不到40mg／dl　原因在於動物性脂肪攝取過多、運動不足、抽煙所造成的。此外，高中性脂肪血症的人也會出現。

▲「總膽固醇」為220mg／dl以上　原因可能是錯誤的飲食生活、肥胖、糖尿病或肝病等內分泌系的疾病、更年期、體質遺傳等。放任不管的話，會促進動脈硬化。

▼「壞膽固醇」為140mg／dl以上　計算方法是「總膽固醇」—「中性脂肪×0.2」，出現異常值的人，需要注意。

高LDL膽固醇血症

低HDL膽固醇血症

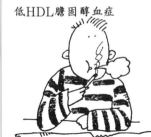

血液中的膽固醇或中性脂肪增加，但是大部分的人並沒有自覺症狀。為避免忽略高脂血症，在學校、公司或社區進行健康診斷時，務必要積極地參與。

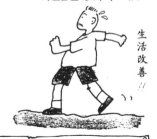

生活改善!!

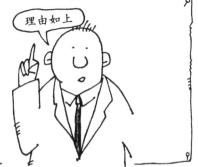

理由如上

健康者各脂質的正常範圍如下：
總膽固醇為150～219mg／dl
中性脂肪為50～149mg／dl
壞膽固醇為70～139mg／dl
好膽固醇為40mg／dl以上

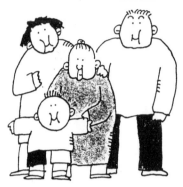

家族性高膽固醇血症

▲家族或親戚中有很多高脂血症患者，自己在孩提時代也有肥胖的傾向，且膽固醇較高時，當然罹患遺傳性高脂血症的機率也較高。此外，可能在早期就會出現高度的動脈硬化。像國人較多見的，則是總膽固醇值較高的「家族性高膽固醇血症」。

• 在瞳孔的周圍有脂肪積存，形成白色的「角膜輪」

「高脂血症」是血清中的膽固醇異常增加的狀態，原因有二：

①續發性（二次性）高脂血症
其原因是糖尿病、腎臟病、肝病、荷爾蒙等疾病所造成的。代表性的疾病，就是肥胖與糖尿病。

②原發性（一次性）高脂血症
沒有成為原因的疾病，但是卻引起高脂血症。這時，可能是過剩攝取富含膽固醇的食物，或像「家庭性高膽固醇血症」一樣，原因是體質的遺傳。

▼「家族性高膽固醇血症」的症狀
• 阿基里斯腱（跟腱）因膽固醇的積存而變粗。阿基里斯腱（跟腱）的厚度達9mm以上，或是診斷為「黃色瘤」。
• 總膽固醇值為400mg／dl時，手背、手肘、膝關節、眼瞼、臀部會出現「皮膚黃色瘤」這種黃色的脂肪塊。

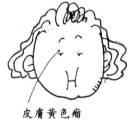

角膜輪　　　　皮膚黃色瘤　　　　黃色瘤

阿基里斯腱厚度達9㎜以上

高脂血症的四種型態

「高脂血症」的診斷基準的數值及原因，依總膽固醇、中性脂肪、壞膽固醇（LDL）、好膽固醇（HDL）的不同而有差異。

以型態別來看，分為只有膽固醇較高的型，只有中性脂肪較高的型，膽固醇與中性脂肪兩者都較高的型，一種脂蛋白的乳糜微粒較高的型，分為這四型。

這些都是推測高脂血症原因時重要的資料，也是選擇食物療法、藥物療法的藥物時的標準。

膽固醇與高脂血症的關係

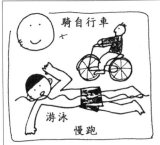

騎自行車
游泳
慢跑

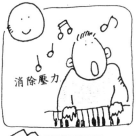

消除壓力

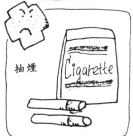

抽煙

・高脂血症的4種治療法

◆運動療法
持續運動不足時，消耗的熱量少於所攝取的熱量，剩餘的熱量就會蓄積在體內，成為肥胖的原因。與其進行激烈的運動，倒不如花多一點時間進行慢跑、游泳、騎自行車等運動，較有效果。

◆生活的改善
規律正常的生活，是基本中的基本要件。同時，也要避免肉體、精神壓力的積存，要找出適合消除自己壓力的方法。
抽煙會減少好膽固醇，故最好能夠戒煙。

▼藥物療法
上述療法持續2～3個月而仍然無效時，則要經由醫生的判斷而進行藥物療法。當壞膽固醇下降1%時，心肌梗塞等的發症率會下降2%。

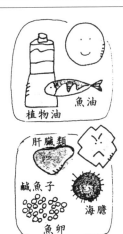

植物油
魚油
肝臟類
鹹魚子
海膽
魚卵

▲食物療法
肥胖的人容易罹患高脂血症，因此要避免飲食過量，同時要抑制脂質的攝取量。此外，動物性脂肪會使膽固醇增加，故最好積極攝取具有減少膽固醇的作用的植物油、魚油。而富含膽固醇的肝臟類、海膽、鹹魚子等的魚卵類，要控制攝取量。

膽固醇會導致癌症嗎？

因果關係不明，但是根據研究報告顯示，膽固醇較低時癌的發生率較高。

事實上，罹患癌症的人，多半膽固醇較低。可是，不能因此而認為膽固醇的減少＝癌症的發生率增加。有人認為可能是因為癌症而導致膽固醇減少。此外，膽固醇較低的人，據統計，因交通事故死亡或自殺的人較多。

到底與膽固醇有何種關連，必須有待今後的研究。

・何謂動脈硬化？
血液中的膽固醇太多時，沒有利用的部分會積存在血管，造成內腔狹窄，促進動脈硬化。

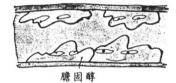

動脈硬化症

膽固醇

◀疾病或生活習慣也會促進動脈硬化，這時可能與膽固醇值較高的高脂血症或糖尿病、高血壓、肥胖、吸煙、運動不足、過食、偏食、壓力等各種因素有關。尤其膽固醇所造成的影響最大。

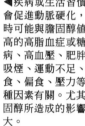

不喜歡吃

偏食

・再繼續進行時，血管阻塞，細胞死亡
動脈硬化繼續進行，造成血管阻塞時，原本可以送到血管的氧與營養就會停止送達，引起細胞死亡。結果，心臟血管阻塞，就會引起「心肌梗塞」；腦血管阻塞，就會引起「腦梗塞」。

◀性格也是要因之一　除了疾病、生活習慣之外，也可能會受到性格的影響。據說，容易由動脈硬化引起心肌梗塞，是屬於「A型性格」的人。

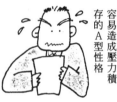

容易造成壓力積存的A型性格

▲A型性格的人認真，富於競爭心，凡事都求上進，是屬於「攻擊型」。此外，即使承受強大的壓力，卻比他人更為努力，在不知不覺中，容易造成壓力積存。

◀動脈硬化，也會在心臟、腦以外的全身血管出現　像最近增加的，下肢動脈所引起的「閉塞性動脈硬化症」。血液無法流到腳，腳的肌肉因為缺氧而疼痛，步行困難。大腿與小腿肚的疼痛、腳發麻、小腿肚抽筋等症狀經常出現時，務必要接受檢查。

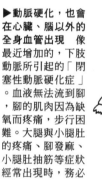

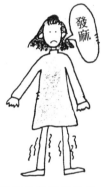

發麻

閉塞性動脈硬化症

動脈硬化是成人病的一大原因

動脈硬化大致可以分為「粥狀動脈硬化」、「細動脈硬化」、「中膜硬化」三種。一般所說的動脈硬化，與膽固醇有關的是「粥狀動脈硬化」。

「粥狀動脈硬化」，是動物性脂肪過剩攝取的歐美人較多見的疾病。在一九七五年代以前，國人較少罹患。但是，隨著飲食生活的歐美化，這種疾病在國人之間也急速增加。當動脈硬化進行時，引起狹心症、心肌梗塞、腦梗塞等成人病的危險性會增加。

「細動脈硬化」是末端的細動脈出現動脈瘤或壞死。以前是腦溢血的危險因子之一。

因膽固醇而造成的成人病

·防止動脈硬化的生活改善

咖啡飲用過量

攝取太多的咖啡因，會使血管收縮、血壓上升，而且也會使得中性脂肪增加。

慢跑、走路、游泳等，持續這些對身體不會造成負擔的運動，能夠使好膽固醇增加，改善動脈硬化，同時，也能夠減少總膽固醇及中性脂肪。

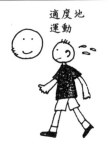
適度地運動

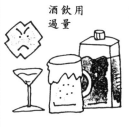
酒飲用過量

適量地飲酒，能夠增加好膽固醇。但是，飲用過量，會使中性脂肪增加，減少好膽固醇。

大豆中所含的亞油酸與卵磷脂，能夠去除血管壁的膽固醇，提升血管的彈力。此外，也能夠排泄壞膽固醇，增加好膽固醇，能夠改善動脈硬化。可以巧妙地利用豆腐、油炸豆腐等大豆製品。

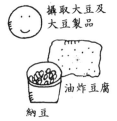
攝取大豆及大豆製品

油炸豆腐

納豆

煙容易使血液凝固，容易形成血栓，促進動脈硬化。此外，也會減少好膽固醇。戒煙是最理想的，首先可從節制抽煙開始進行。

鮪魚、秋刀魚、虱目魚等青魚，能夠減少壞膽固醇，使血液循環順暢。同時，也含有較多的EPA（二十碳五烯酸）、DHA（二十二碳六烯酸）等好膽固醇。這些作用能夠預防動脈硬化與血栓症。

吃青魚能夠預防動脈硬化

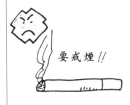
要戒煙!!

中高年齡層較多見的「死亡四重奏」

到了中高年齡層時，血壓上升（高血壓），吃得太多，導致中性脂肪上升（高中性脂肪），造成肥胖，因此，不健康的人增加了，這三種再加上糖尿病的狀態，稱為「死亡四重奏」。

到此地步時，會急速促進動脈硬化，引起心肌梗塞或腦中風的危險度也會增高。一定要認真地阻止事態的進行，努力減少任何一種危險因子的發生。

「中膜硬化」，是在動脈的中膜有鈣質附著，因為石灰化而引起動脈硬化。會伴隨老化而出現，並不會產生併發症。

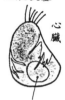

心肌梗塞

心臟

氧無法送達
而引起壞死

「心肌梗塞」，是冠狀動脈的血管出現血栓（血塊），使血液循環完全停滯，氧無法送達心肌，造成心肌壞死的疾病。

・心肌梗塞的發作

突然產生劇痛或胸部出現壓迫感，唯恐自己即將撒手人寰。此外，會冒冷汗、呼吸困難、噁心，有時甚至引起意識昏迷，最惡劣的情形是心跳停止而死亡。當發作持續30分鐘以上時，要趕緊叫救護車。

・心臟發作的處置

如果是在活動身體時發作的話，就要停止動作，靜止不動。此外，要以感覺最輕鬆的姿勢靜躺。但是，側躺休息時會增加心臟的負擔，需要注意。

「狹心症」是冠狀動脈的血管有膽固醇積存，導致動脈硬化進行，使得暫時流到心臟肌肉（心肌）的血液量減少的狀態。因此，心臟無法得到足夠的氧與營養，胸口感覺疼痛、苦悶，也有很多從狹心症變成心肌梗塞的例子出現。

心臟發作
的處置

以輕鬆的
姿勢靜躺

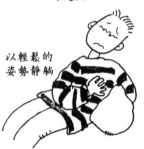

狹心症

心臟

膽固醇積存

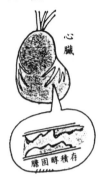

・狹心症的發作

狹心症的發作較短，大約1～5分鐘左右。狹心症發作時，仍然有少量的血液循環，因此，只要靜躺，則最多在10分鐘以內就能夠停止發作。疼痛包括輕微的絞緊痛或甚至無法呼吸的劇痛。

增加好膽固醇能夠預防狹心症、心肌梗塞

「狹心症」與「心肌梗塞」，是將血液送達心臟的冠狀動脈的毛病而引起的代表性心臟病。

這些疾病的最大原因，就是因為高膽固醇而引起的動脈硬化。因此，血管會變得狹窄、阻塞，使得心臟的肌肉（心肌）形成虛血狀態，稱為虛血性心臟疾病。

容易罹患狹心症、心肌梗塞的人，以和血液中膽固醇的關係來看，總膽固醇值或壞膽固醇（LDL）值較高時，虛血性心臟疾病的發

膽固醇而造成的成人病

引起心臟發作的前兆

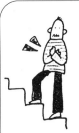

上下樓梯或快步走時，感覺胸痛、呼吸困難，絕對不要認為是上了年級的緣故而等閒視之。

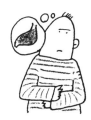

飯後，突然覺得胃灼熱，以及出現類似胃痛的疼痛，尤其是暴飲暴食時，更是容易疼痛。

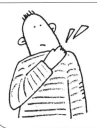

肩痛或肩膀酸痛逐漸惡化。平常就容易肩膀酸痛的人，常常忽略這種徵兆，需要注意。

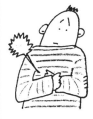

肝臟附近出現苦悶感。有時會覺得疼痛。

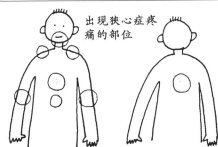

出現狹心症疼痛的部位

◀胸的正中央、心窩、肩、手臂、下巴、大牙、背部等，會出現絞緊痛。有時略帶發麻感

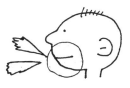

症率也會提高。但是，與好膽固醇（HDL）也有密切的關係，這一點不容忽視。

好膽固醇能夠吸出沈著於血管壁的膽固醇，防止動脈硬化的進行。

因此，當好膽固醇值越高時，狹心症、心肌梗塞的發症率就會降低。相反的，如果值太低，當然就會增加發症的危險性。

洋蔥、大蒜能夠預防血栓

洋蔥、大蒜具有防止血液中血小板凝集而形成「血栓」的作用。

洋蔥的辣味越強者，越具效果，不要泡水，直接吃最好。大蒜則生吃或加熱皆可。

• 狹心症、心肌梗塞的食物療法

大量攝取會增加心臟的負擔，尤其心肌梗塞的人，如果大量攝取油膩的料理、肉類，則血中的膽固醇會急速增加，形成血栓，易導致發作。每天正常地攝取3餐，亦可採行少量多餐的方式。肥胖的人要努力減肥。

蛋白質缺乏時，心臟的功能不良，故要積極攝取膽固醇含量較少的良質蛋白質。一旦血液發黏，容易使血管阻塞，所以也要吃能夠防止血液凝固，使血液清爽的青魚。

② 攝取良質蛋白質！

① 吃八分飽！

不要攝取過量

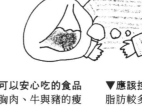

▼可以安心吃的食品
雞胸肉、牛與豬的瘦肉或里肌肉、新鮮鱈魚、鰈魚、鯛魚、秋刀魚、沙丁魚、虱目魚、牛乳、純酸乳酪、加工乾酪、蛋、豆腐或納豆等的大豆製品。

▼應該控制的食物
脂肪較多的肉類、培根、火腿、肝臟、內臟、鱈魚子、鹹鮭魚子、鹹魚子、海膽、柳葉魚、魚乾、魚佃煮、魚板、鰻魚、鮮奶油等。

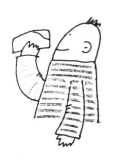

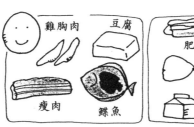

雞胸肉　豆腐

瘦肉　鰈魚

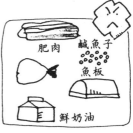

肥肉　鹹魚子

魚板

鮮奶油

心臟病的發作是因為血壓上升所致

「狹心症」，如果發作的間隔穩定，則稱為「安定狹心症」；如果是以不穩定的間隔發作，則稱為「不安定狹心症」。不安定狹心症，易轉移為心肌梗塞，須注意。附帶一提，心肌梗塞發作的人之中，根據資料顯示，五十四％都有狹心症發作的經驗。

日常生活中，狹心症、心肌梗塞發作的預防，應該避免血壓急速上升，避免增加心臟的負擔。

尤其是煙，會使血管收縮、血壓上升，是引起發作

因膽固醇而造成的成人病

③多攝取食物纖維

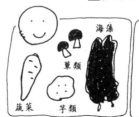
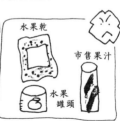

食物纖維能夠預防誘使心臟病發作的便秘。此外，也具有使膽固醇和糞便一起排出體外的作用。因此，要盡量攝取蔬菜、水果、芋類、蕈類、海藻等。

④油類以「植物性」脂肪為主

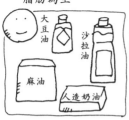
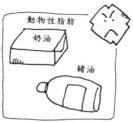

減少膽固醇的亞油酸，在植物性脂肪，亦即沙拉油、麻油、大豆油、人造奶油中含量較多。因此，要控制奶油、豬油等動物性脂肪的攝取量。多攝取植物性脂肪。

⑤控制鹽分的攝取量

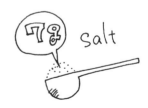

鹽分攝取過多會使血壓上升，增加心臟的負擔。鹽分1日的攝取量以不超過10g為限，但是高血壓患者或擔心罹患狹心症、心肌梗塞的人，1日要攝取7g以下，盡量減鹽。此外，鉀能夠促進鹽分的排泄，因此，含鉀較多的番茄、梨子、蔥、茄子、香蕉等果菜，要充分地攝取，盡量生吃。

積極攝取章魚、魷魚、蝦子

很多人誤以為章魚、魷魚、蝦子中含有大量的膽固醇，其實不然。

根據研究了解，除了含膽固醇量不高之外，且具有能夠抑制膽固醇上升的「牛磺酸」物質。除了這些魚貝類之外，牡蠣、水松貝、乾貝等，也含有牛磺酸。

的關鍵。此外，也會使壞膽固醇上升，減少好膽固醇。因此，如果不戒煙，一定會使病情惡化。

此外，過度疲勞與壓力也是造成心臟病的危險因子，因此要充分休養，巧妙地轉換心情。

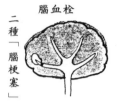

二種「腦梗塞」

腦血栓

腦塞栓

▲「腦梗塞」有二種

「腦中風」，是腦溢血或蜘網膜下出血、腦梗塞等狀態的總稱，原因為高血壓症或動脈硬化症。

「腦血栓」則是腦的血管形成血栓，使血液循環停止而發生的。國人較多見。

「腦栓塞」是腦以外的心臟、頸部等血管所形成的栓子（血栓、脂肪或細胞等），一直流到腦而引起腦阻塞的症狀。

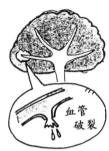

腦出血

血管破裂

「腦溢血」則是因高血壓而血管承受強大的壓力，血管受傷破損所引起的腦血管障礙之一。膽固醇比正常範圍更低的人較容易引起。

腦中風的前兆

一隻眼睛看不見，或看東西時出現雙重影像。

眼睛看不見!!

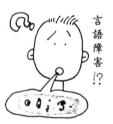

言語障害!?

無法說話，同時不了解對方所說的話，身體半邊的手腳麻痺。

身體半邊手腳麻痺

高血壓是腦中風的最大原因

腦血管障礙之一的腦中風，是腦的血管破裂，出現「腦溢血」，以及腦的血管有血栓阻塞，使血液循環被阻絕的「腦梗塞」這兩種。

兩者的最大原因都是高血壓。第二要素，就是與膽固醇有關。以「腦溢血」為例，是膽固醇比正常範圍更低的人較容易發生。膽固醇較低的人，血管脆弱，容易破裂。

因此，要攝取脂肪較少的肉類、魚、蛋等的動物性蛋白質，強化血管，直到膽固醇上升到正常值為止，如此就能夠抑制發生率。

因膽固醇而造成的成人病

●「腦中風」患者的食物療法

鉀能夠將多餘的鹽分排出體外，可以多吃橘子、香蕉、柿子、梨子、桃子等水果，也可以多吃番茄、茄子、蔥等的蔬菜

為了抑制血壓上升，1日攝取的鹽分限制在5～6g以下。像醬油、味噌等的減鹽食品也普及了，可以巧妙利用。

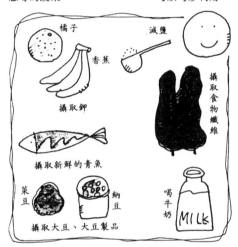

食物纖維能夠消除導致血壓上升的便秘，也具有減少膽固醇的作用。尤以海藻類為佳。此外，像甘薯、牛蒡、蠶豆及菜豆、蘋果等都不錯。另外，牛奶含有豐富的強化血管的良質蛋白質，成人1日攝取200ml即可。

沙丁魚、虱目魚等青魚，能夠淨化血液，防止血栓，富含DHA與EPA。血壓與膽固醇偏高的人，可以積極攝取這些食品。此外，大豆或大豆製品中所含的植物性蛋白質，能夠降低膽固醇，鞏固血管。

比較複雜的，就是腦梗塞，血栓形成的原因，包括高膽固醇所造成的粥狀硬化症，以及原因為高血壓，但是膽固醇較低時易引起的細動脈硬化症這兩種。因此，腦梗塞的情形，尤其需要解決直接原因高血壓，否則很難抑制腦梗塞的發生。

為了降血壓，鞏固血管，要以上面所列舉的食物為主加以攝取。此外，血壓與膽固醇值偏高的人，應盡量避免攝取牛肉、豬肉等動物性脂肪，同時要減鹽。

日常生活中需要注意的是血壓的急速上升。尤其急速的溫度變化，會使血壓產生很大的變動，易導致腦中風的發作。（參考32頁）

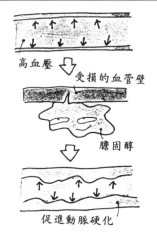

高血壓

受損的血管壁

膽固醇

促進動脈硬化

容易罹患高血壓型

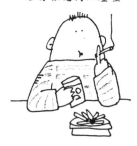

・**高血壓與動脈硬化的關係** 長期出現高血壓時，會損傷血管壁，同時，也容易滲入壞膽固醇（LDL），引起動脈硬化。結果，血管內腔變得狹窄，血壓更為上升，又促進動脈硬化……。膽固醇越高時，越會加速動脈硬化的進行，同時血壓上升，出現惡性循環。

引起動脈硬化症的血液無法順暢地流通，結果容易併發腦中風、心肌梗塞、狹心症、尿病毒、腎臟病等的疾病。

容易罹患高血壓的是肥胖者，經常抽煙、喝酒的人，或是糖尿病患者，以及高血壓家族。

觀察血壓的測定值時，除了最高血壓之外，更需要注意最低血壓。如果最低血壓在90以上，則可能是細動脈硬化症。置之不理，會導致狹心症或心肌梗塞。

・「**高血壓**」有2種
①「**二次性高血壓症**」因為腎臟或內分泌器官等疾病而引起。
②「**本態性高血壓**」並沒有原因疾病，是血壓較高者，占高血壓患者的80～90%

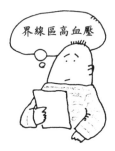

界線區高血壓

WHO（世界衛生組織）的基準，正常血壓是最高血壓139以下，最低血壓89以下。所謂高血壓是最高血壓160以上，最低血壓95以上的情形。此外，介乎正常血壓與高血壓之間，則稱為「界線區高血壓」。

放任高血壓會引起重大併發症

高血壓的患者中，有些人不會出現明顯的自覺症狀，結果忽略了病情與放任不管。

但是，長時間持續高血壓的狀態，會引起動脈硬化。此外，也容易導致狹心症、心肌梗塞、腦中風、腎硬化症、尿毒症等的併發症，提高危險度。

而且，隨著高齡，高血壓的罹患率增高，男性四十～五十歲層約二十％，到了七十歲層時，約五十％的人會罹患高血壓。

因此，在確認罹患高血壓之前，於血壓較高的狀態下，宜藉著食物、運動療法控制血壓。

因膽固醇而造成的成人病

・高血壓患者的食物療法

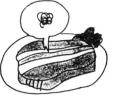

② 控制動物性脂肪的攝取量

肉類中所含的脂肪過剩攝取，會使膽固醇上升，儘可能要利用植物性脂肪或魚油。

① 肥胖者要努力減肥

肥胖者，不只是血壓，連膽固醇、血糖值都會增高，因此要利用減肥的方式使血壓下降。能夠下降的機率很高。

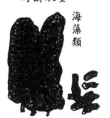

海藻類

④ 充分攝取食物纖維

能夠預防成為血壓上升要因的便秘，同時具有降低膽固醇作用的海帶芽、昆布、羊栖菜等海藻類，要多加攝取。

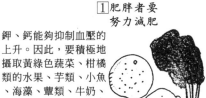

鉀、鈣能夠抑制血壓的上升。因此，要積極地攝取黃綠色蔬菜、柑橘類的水果、芋類、小魚、海藻、蕈類、牛奶、乳製品等。

③ 充分攝取鉀、鈣！

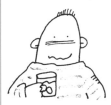

⑥ 不可過度飲酒

少量飲酒有降血壓的效果，但是過度飲用，使血壓上升。男性大瓶啤酒1瓶半、日本酒1壺半，女性啤酒1瓶、日本酒1壺即可。

不減鹽，血壓就無法下降，這一點務必牢記在心。鹽分的攝取量1日抑制在7g以下。可以利用減鹽食品或天然高湯來調。

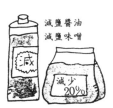

減鹽醬油
減鹽味噌

減少 20%

⑤ 徹底減鹽！

攝取蔬菜、水果中的鉀來控制高血壓

高血壓的原因之一是鈉（鹽）的過剩攝取。鈉具有將水分積存在體內的作用，攝取過多，會使血中濃度增高。這時，血管壁吸收水分，血液量增加。結果心跳數增加，血壓上升。

此刻輪到鉀登場了。鉀能夠將攝取過多的鈉排出體外，具有降壓作用。但是易溶於水，因此煮或燙來吃會流失掉。

最好利用新鮮的蔬果來攝取；可以攝取番茄、茄子、蔥、香蕉、梨子、柿子、桃子等。

⑤高血壓、心肌梗塞、腦中風患者的生活改善

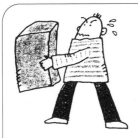

不要突然拿重物或放下重物。突然用力，會使血壓急速上升。

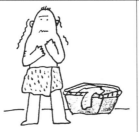

冬天時，儘量去除更衣間或浴室的溫差。可以多下點工夫，在更衣間設置暖器。

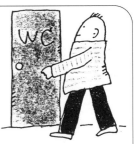

避免到溫差變化劇烈的場所。冬天上廁所時要特別注意。

患者的生活改善!!

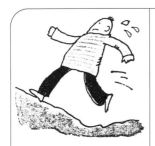

儘量避免突然爬樓梯或爬坡。同時，避免跑步追趕車子。

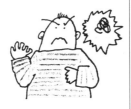

要避免興奮或緊張的狀況。血管一旦緊張，就會收縮而使血壓上升。

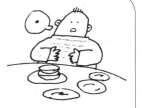

避免暴飲暴食。為減少對心臟造成過大的負擔，飲食吃八分飽，節制酒量。

高血壓是心肌梗塞、腦中風發作的誘因

高血壓患者的血管，經常承受強烈的壓力，變得容易受傷、脆弱，也是容易引起動脈硬化的狀態。

此外，血液循環不良，因此，也是引起狹心症、心肌梗塞、腦中風、腎臟病的要因。

已經罹患心肌梗塞、腦中風的人，血壓突然上升而引起發作的危險性頗高，故要特別注意。

高血壓、心肌梗塞、腦中風的患者，在日常生活中要避免血壓的變動，請遵守上面所列舉的注意事項。

特別要注意的是，在容易引起發作的上述場所，特別要注意血壓的變化。

因膽固醇而造成的成人病

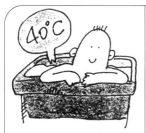

泡澡的溫度為40度左右。42度以上的熱水澡會使血壓急速地上升。

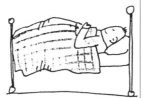

避免過度的疲勞，勿使疲勞殘留到第二天。要擁有充足的睡眠以避免血壓上升。

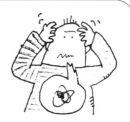

避免壓力積存而造成血壓上升。需要找出適合自己的壓力消除法。

高血壓、心肌梗塞、腦中風

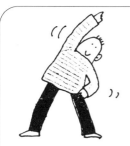

每天持續作輕鬆的運動。輕體體操、散步等具降壓效果。

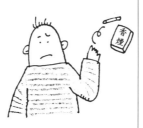

要戒煙。尼古丁會增加心跳數，促進血管收縮，使血壓上升。

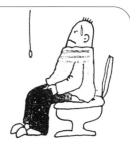

避免便秘。排泄時過度用力，會使血壓上升。

易引起心臟病、腦中風發作的冬天上廁所時，從溫暖的室內走到冰冷的廁所去，由於急劇的溫度變化，會在瞬間使血管收縮，導致血壓急速上升。

浴室、更衣間基於同樣的理由，也是容易引起發作的場所。最好能夠在廁所或更衣間設置暖器，防止極端的溫度變化。

茼蒿、西洋芹具有降壓效果

番茄、茄子、青椒等深色蔬菜具有預防高血壓的作用。其中，茼蒿、胡蘿蔔、西洋芹擠汁則具降壓作用。茼蒿煮汁及蕎麥湯都具有降壓效果。

·胰島素不足導致高血糖

胰島素不足時，葡萄糖（血糖）無法當成熱量充分被利用殆盡，因此，血液中大量殘留葡萄糖，血糖值增高。這種狀態即是「高血糖」狀態。這種狀態一旦持續，則原本應該由腎臟再吸收的葡萄糖，會隨著尿液排出體外。

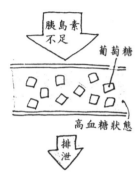

糖尿病患者容易併發高血壓症。此外，壞膽固醇、中性脂肪較多，好膽固醇會減少，故容易引起動脈硬化。一旦併發動脈硬化症時，與健康的人相比，會提早10年出現惡化的現象，也會因心肌梗塞、腦中風而增加死亡的機率。

·糖尿病的原因

「糖尿病是由於胰臟所分泌的胰島素荷爾蒙不足，或是功能不良而引起的疾病。原因在於容易罹患糖尿病的遺傳體質，或是飲食過度、運動不足等的誘因所致。

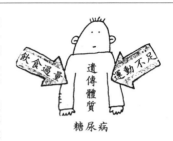

糖尿病

肥胖是糖尿病的大敵。要了解自己的標準體重並努力維持。
標準體重＝（身高－100）×0.9
※身高165cm以上的人則是
（身高－105）

·糖尿病的2種形態

①胰島素的功能不良，導致血糖值不穩定。中高年齡層的患者多屬這一型。

②胰島素的分泌極端不良，需要每天注射胰島素。

胰島素非依賴型糖尿病

胰島素依賴型糖尿病

功能不良

胰島素

分泌不良

糖尿病容易導致細小血管受傷。現在就由腎臟病、網膜症、神經障礙等糖尿病三大併發症來探討。

●腎臟病時，腎臟的微血管出現毛病，過濾血液的機能下降，可能會引起尿毒症或腎功能不全。

●網膜症，則是眼底微血管斷裂，引起眼底出血，延誤治療，有失明之虞。

●神經障礙，指運動神經、知覺神經、自律神經出現毛病，容易引起小腿肚抽筋、手腳發麻等自覺症狀。

其中，關於腎臟病或眼底檢診，一定要由專門醫生做定期檢查。

因膽固醇而造成的成人病

・糖尿病的自覺症狀

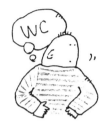

上廁所的次數及尿量增加。大量飲水，導致多尿。健康人的尿量約為1.5ℓ，但是糖尿病患者為其2倍。

口渴、大量飲水、尿量增加。因為流失大量的水分，嚴重者，甚至半夜要喝好幾杯水。

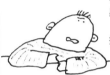

容易疲倦，全身倦感，注意力不集中，缺乏幹勁，產生疲勞感。

與以往相比，食量與飲食次數增多。但是隨著病情的惡化，食慾會減退。

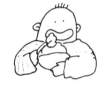

── 在較早時期出現的自覺症狀 ──

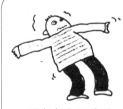

引起起立性昏眩

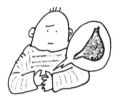

胃腸功能不良

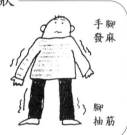

手腳發麻

腳抽筋

保持全身清潔才能預防感染症

糖尿病患者，其免疫機能與對細菌的抵抗力減退，是容易罹患感染症的狀態。

因此，容易罹患感冒、肺炎等感染症，傷口容易化膿。

尤其腳的護理最為重要。併發症的神經障礙會引起感覺疼痛的能力減退，故容易忽略小傷而造成惡化。

另外，尿路感染也容易罹患膀胱炎，故不可憋尿。

預防這些感染症，以清潔為首要條件，每天都要泡澡。同時要預防蛀牙、牙周病、口內炎，飯後一定要刷牙。

③口味要求清淡！ 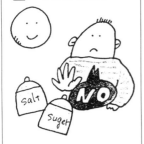 口味較重的主食會在不知不覺中過剩攝取，故要儘量控制鹽分、糖分的攝取量。	②攝取低熱量食品！ 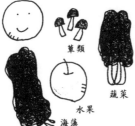 蕈類　蔬菜　水果　海藻 為了限制熱量，而要積極攝取低熱量食品，得到滿腹感	①充分攝取食物纖維！ 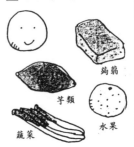 蒟蒻　芋類　水果　蔬菜 食物送到腸要花較長的時間，能夠抑制血糖值急速上升。
⑥持續進行輕度運動！ 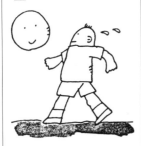 血液中的葡萄糖成為熱量源消耗量，能夠使血糖值穩定。	⑤飲食生活要規律 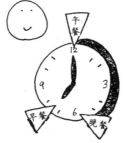 午餐　早餐　晚餐 一餐不吃，體內脂肪的蓄積能力提高，反而會發胖。	④避免暴飲暴食！ 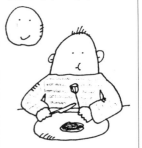 一旦暴飲暴食，血糖值會急速上升。

糖尿病患者要多攝取食物纖維

糖尿病患者尤其需要足夠的食物纖維。食物纖維具有如下的積極作用。

●富含食物纖維的蔬菜、芋類、水果等食品，幾乎都是低熱量食品。

●攝取富含食物纖維的食品之後，由胃送到腸的時間較久，能夠抑制血糖值急速上升。

●在腸吸收糖，同時將糖隨著糞便一起排除，因此有助於控制血糖值。

●膽汁酸是利用膽固醇製造出來的。食物纖維能夠將膽汁酸隨著糞便一起排除，為了補充不足的部份，又要利用膽固醇，藉此能降低膽固醇值。

因膽固醇而造成的成人病

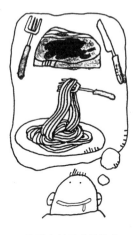

· **容易罹患膽結石症的形態** 膽結石症患者多半愛吃富含膽固醇的脂肪或油膩的食物，因為攝取較多的中性脂肪而發胖。此外，容易缺乏蛋白質。生產次數較多的人或糖尿病患者也要注意。女性的發症率為男性的1.5～2倍。

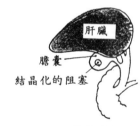

膽結石症

· **膽結石的發作**
從心窩到右肋骨下方突然出現劇痛，多半會引起噁心感，背部、右肩有時會疼痛。

「膽結石症」，是膽囊中的膽汁成分凝固結晶化阻塞而形成疾病。含有膽汁的膽固醇結晶化的結石，稱為「膽固醇結石」。

▼ 預防膽結石症的飲食

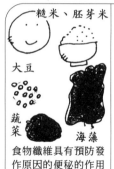

食物纖維具有預防發作原因的便秘的作用。

每天規律地攝取三餐。絕食時間增長時，也是發作的原因。

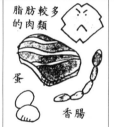

脂肪較多的肉類或蛋、生魚片中的肥肉或魚卵類等富含膽固醇的食物，要控制攝取量。

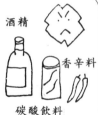

胃受到刺激時膽囊會收縮而引起發作。

膽汁送到十二指腸的途中＝膽道出現膽汁結晶化而形成的。膽結石，依石頭主要成分的不同，分為膽固醇系石與膽紅素系石，以及兩種混合的混合型結石。膽囊結石多屬膽固醇系石。

治療法則是溶解膽結石加以取出的「根治療法」，或防止惡化的「過症療法」，對症療法之一就是食物療法。食物療法不能夠溶解膽結石，但卻是能夠預防膽結石及防止再發的有效方法。

膽固醇結石以肥胖者較多，因此要改善食物內容，努力消除肥胖。

膽結石，是肝臟製造的

⑧痛風、高尿酸血症

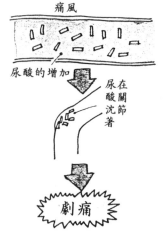

痛風
尿酸的增加
尿酸在關節沈著
劇痛

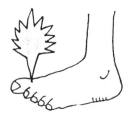

「痛風」，是體內的老廢物尿酸在血液中異常增加的疾病。尿酸在關節等處形成結石沈著，刺激神經而引起劇痛。

・痛風的症狀
腳的拇趾根部突然產生劇痛，在1～2週內就會痊癒。如果不理不睬，症狀會反覆出現，形成慢性痛風。

・痛風的原因
主要原因是美食、過食、飲酒過度等。結果，痛風的人其中性脂肪較多，有肥胖的傾向。此外，中性脂肪較多，也意味著好膽固醇較少。

飲食生活的注意事項

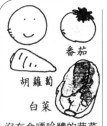

番茄
胡蘿蔔
白菜

沒有含嘌呤體的蔬菜、芋類或海帶芽、昆布等的海藻類，都可善加利用。

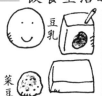

豆乳
菜豆
豆腐

大豆或大豆製品含較少量的嘌呤體與膽固醇，同時含有痛風患者所需的足夠蛋白質。

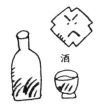

酒

因為會阻礙尿酸的排出，故最好節制酒量或戒酒。

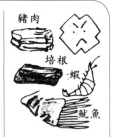

豬肉
培根
蝦
魷魚

富含成為尿酸原料的「嘌呤體」的食品，要控制其攝取量。

痛風的原因，包括美食、多食在內，故在痛風的治療上，食物療法更顯得重要。要避免飲食過度，消除肥胖。同時，要儘量補充水分以排除尿酸，而且要控制會促進尿酸合成的酒攝取量。

果糖）的攝取量。要節制脂肪、糖類（尤其是會併發肥胖、糖尿病，必須風。此外，高尿酸血症多半期間持續這種狀態會導致痛理由而在血液中增加，就是所謂的「高尿酸血症」，長一起排泄掉。如果因為某種通常，尿酸會隨著尿液

痛風、高尿酸血症特別要實行食物療法

降低膽固醇的飲食　38

降低膽固醇的生活改善

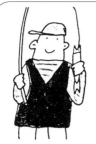

某種程度的壓力能使身心活性化，具有正面的作用。但是，「不能過度積存」，可以藉由運動或其他嗜好來紓解壓力，擁有放鬆的時間。

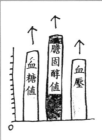

現代社會中的每一個人都會承受某種程度的壓力，但是壓力過度積存，會使膽固醇值上升，同時也會使血壓、血糖值上升，造成不良的影響。

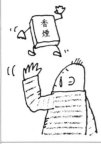

抽煙會使壞膽固醇上升、好膽固醇下降。此外，血液容易凝固，更會促進動脈硬化，而且對高血壓、心臟病也有不良的影響，另外也含有致癌物質。

感受到壓力時，脈搏跳動迅速，血管收縮，對心臟造成負擔。亦即壓力也是引起心臟病發作的危險因子之一。

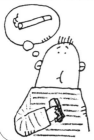

抽大量的煙，對膽固醇有極大的不良影響。如果突然戒煙難以忍受，可以慢慢地減量。亦可利用咀嚼口香糖來緩和情緒。

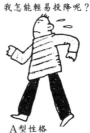

焦躁、好勝心強，凡事積極進取，屬於攻擊型的人，就是所謂「A型性格」，容易造成壓力積存。此外，責任感較強，小心謹慎、晉陞慾望較強的人，也有這種傾向。

運動的第一步從「走路」開始

雖然想要開始做運動，但是忙碌的現代人，幾乎連做運動的時間都被剝奪。在每天的生活中，要盡量抽空增加運動量。

● 從家中走路到車站，不要開車。

● 在到達目的地的前一站下車走路，這時可以快步疾走。

● 以樓梯取代升降梯或電梯，儘量不要停下來，要以同樣的速度行走。

● 搭車時最好站著。

● 養狗的人可以和狗一起散步或快速疾走。

這種的運動任誰都可以進行，但是要持之以恆。

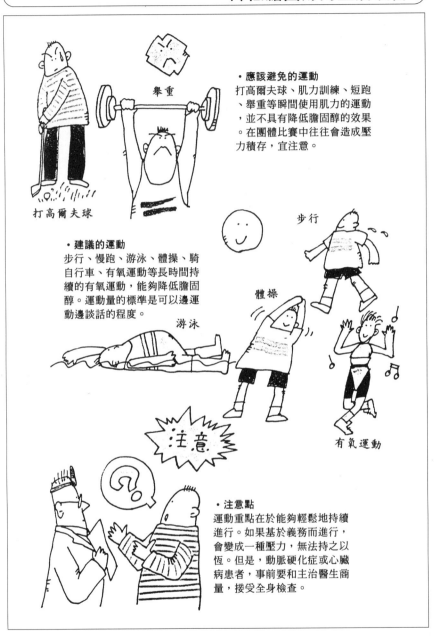

舉重

打高爾夫球

• 應該避免的運動
打高爾夫球、肌力訓練、短跑、舉重等瞬間使用肌力的運動，並不具有降低膽固醇的效果。在團體比賽中往往會造成壓力積存，宜注意。

步行

• 建議的運動
步行、慢跑、游泳、體操、騎自行車、有氧運動等長時間持續的有氧運動，能夠降低膽固醇。運動量的標準是可以邊運動邊談話的程度。

游泳

體操

注意

有氧運動

• 注意點
運動重點在於能夠輕鬆地持續進行。如果基於義務而進行，會變成一種壓力，無法持之以恆。但是，動脈硬化症或心臟病患者，事前要和主治醫生商量，接受全身檢查。

第二章

●需要了解的知識

降低膽固醇的飲食

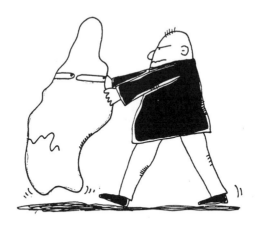

基礎食品群

第1群

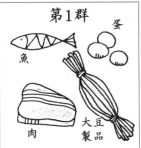

蛋

魚

肉

大豆製品

▲魚、肉、蛋、大豆製品等。主要為蛋白質源，製造骨骼、肌肉、血液，可以當成主菜。

第2群

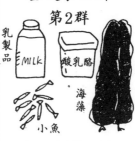

乳製品

MILK

酸乳酪

海藻

小魚

▲牛乳、乳製品、小魚、海藻等。主要鈣質源，能夠鞏固骨骼、牙齒。

第3群

綠黃色野菜

▲黃綠色蔬菜等。為各種維他命（尤其是維他命A＝胡蘿蔔素）和礦物質源，能夠保護皮膚、粘膜。當成副菜

第4群

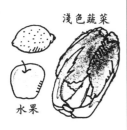

淺色蔬菜

水果

▲淺色蔬菜或水果等。為維他命C源，調節身體機能。當成副菜。

第5群

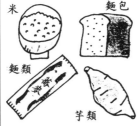

米

麵包

麵類

芋類

▲當成主食的米、麵包、麵類、芋類等。為醣類的熱量源。

第6群

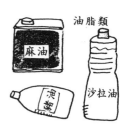

油脂類

麻油

菜油

沙拉油

油脂類或脂肪含量較多的食品。為脂肪性的熱量源。

一日均衡攝取三十種食品

營養均衡的飲食，是健康的基本，不可因為含有膽固醇而拒絕吃肉類或蛋，只吃喜歡吃的食物，這樣就無法攝取到必要的營養素了。

請看上圖，以第五群的米、麵包等為主食，再加上第二群、第六群，以第一群的魚、肉類為主菜，配上當成副食的第三、四群的蔬菜，就能夠均衡地攝取到多種食物。

最理想的方法是一日吃三十種食品，不過一餐沒吃，想要利用剩下的二餐來補充三十種食品，那是難以辦到的事。因此，還是要正常地一日吃三餐。

改善飲食生活的基本

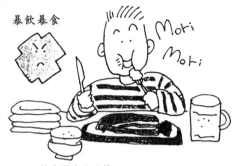

暴飲暴食

・飲食要吃八分飽
攝取必要以上的量時，食品內所含的「乙醯COA」的成分會增加，於體內合成膽固醇，當然會使膽固醇增加。同時，飲食過量所形成的過剩熱量會轉換為中性脂肪，成為皮下脂肪而積存。

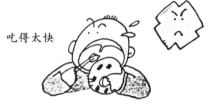

吃得太快

・暴飲暴食或吃得太快會造成飲食過量
暴飲暴食或吃得太快，會導致吃得太多，一旦體內存在多餘熱量，就會旺盛地進行膽固醇的合成，成為肥胖的要因。

・1餐不吃會造成肥胖
為了減肥而節食，會造成反效果。在下一餐時，身體會吸收超出必要以上的營養和膽固醇，加以蓄積，結果導致肥胖。因此，1日3餐要規律地進食。

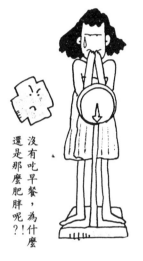

沒有吃早餐，為什麼還是那麼肥胖呢？！

暴飲暴食及消夜是肥胖的根源

　　為了降低膽固醇，要改善飲食內容，同時，也要重新評估飲食習慣。

　　用餐時間不規律、暴飲暴食或吃得太快，會形成飲食過量，體內吸收多餘的熱量和膽固醇，會造成肥胖。

　　此外，睡眠中新陳代謝旺盛，一旦吃消夜，則在睡眠時容易蓄積膽固醇和熱量，這也是肥胖的原因。

　　要改善這種不良的飲食習慣，同時飲食八分飽。此外，晚上九點以後，最好不要再進食了。

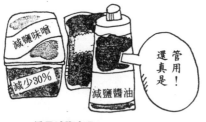

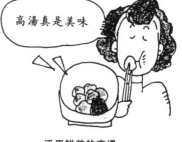

·活用減鹽食品
減鹽的重點是要慢慢地進行。首先要調查味噌、醬油等經常使用的調味料的鹽量，儘量活用減鹽食品。

·活用鮮美的高湯
活用高溫，能夠調理出美味的食物來。像柴魚片、昆布等，都是能夠提升美味的素材。

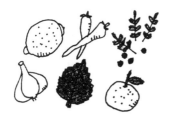

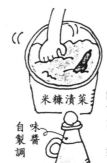

·利用醋和香辛料
醋、檸檬等酸味，辣椒、蒜、花椒等香辛料，以及青紫蘇和柚子的香氣等，都可以用來點綴料理。

·自己調製醃漬菜、調味醬
市售的醃漬菜、湯汁或調味醬，鹽分較多。為了調整鹽分，最好自己調製。

努力減鹽進行血壓的自我管理

國人一天鹽分攝取量的標準應該是十公克以下，從天然食品中攝取三公克，調味料或加工食品中攝取七公克，這是最為理想的。但是，事實上平均攝取十三公克，乃是現況。

鹽分過剩攝取，會形成高血壓或腎臟病的原因，一旦罹患高血壓，會促進動脈硬化，故攝取量過多者，要努力地減鹽。

但是，突然減鹽，恐怕無法適應，故要每天慢慢地刻意減少鹽量。

另外，速食品含有較多的鹽分，最好避免攝取。

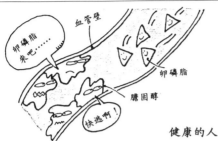

卵磷脂 朵吧......
血管壁
卵磷脂
膽固醇
快進啊！

健康的人
1天約吃1個蛋

Egg

・蛋會使膽固醇上升嗎？

1個蛋中含有282mg的膽固醇。但是根據許多的實驗結果顯示，健康的人1日吃1～2個蛋，膽固醇值不會上升。因為蛋黃中所含的卵磷脂能夠排出過剩的脂肪，同時，也能夠乳化血管壁的膽固醇，加以去除。

如果還是擔心蛋的膽固醇，則可以1日只吃半個，或是吃幾乎不含膽固醇的蛋白部分。

全蛋
（470mg）

蛋黃
（1300mg）

蛋白
（1mg）

（）內的數字是食品100mg
中所含的膽固醇值

・蛋是營養滿分的完美食品
蛋有「完美食品」之稱，含有良質蛋白質，以及除了維他命C以外的其他所有成分。尤其蛋白質方面，均衡地含有人體不可或缺的「必須氨基酸」。考慮到營養價的問題，膽固醇值正常的人最好1日吃1個蛋。如果1日吃3～4個，那就會造成弊端了。

・採用「全蛋型」的蛋黃醬 使用蛋黃作蛋黃醬，分為「全蛋型」與「蛋黃型」。蛋黃型的蛋黃醬，其膽固醇的含量為全蛋型的3倍。購買時，最好選擇全蛋型的蛋黃醬。最近，市面上也販賣控制油分的低熱量蛋黃醬。

蛋黃型
全蛋型
蛋黃醬　蛋黃醬

蛋是營養價格高的完美食品

很多人認為蛋的膽固醇值較高，對其敬而遠之。但是價格便宜，容易調理，因此是飲食上不可或缺的材料。

不過，蛋的營養價很高。尤其含有大量其他食品中所欠缺的必須氨基酸中的賴氨酸、色氨酸、蛋氨酸等，優點頗多。

此外，容易消化吸收，而且能夠消除疲勞，維持體力，防止老化、預防貧血、使肝臟發揮解毒作用等，最好一日吃一個，藉此補給營養。但是，蛋中不含維他命C，最好與蔬菜一併攝取。

哪些食物中含有較多的膽固醇？

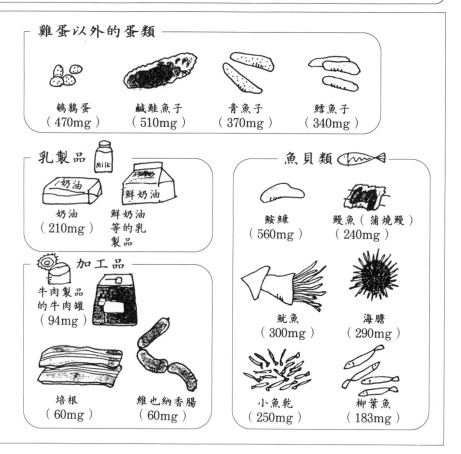

雞蛋以外的蛋類

鵪鶉蛋
（470mg）

鹹鮭魚子
（510mg）

青魚子
（370mg）

鱈魚子
（340mg）

乳製品

奶油
（210mg）

鮮奶油
等的乳
製品

加工品

牛肉製品
的牛肉罐
（94mg）

培根
（60mg）

維也納香腸
（60mg）

魚貝類

鮟鱇
（560mg）

鰻魚（蒲燒鰻）
（240mg）

魷魚
（300mg）

海膽
（290mg）

小魚乾
（250mg）

柳葉魚
（183mg）

把握膽固醇較多的食品

改善飲食而降低膽固醇的基本作法是，「不要吃膽固醇含量較多的食品」。

富含膽固醇的食品，包括牛肉、豬肉的肥肉，以及肝臟、動物性脂肪作成的奶油、豬油，此外還有魚卵，可以整體吃的小魚等。

健康的人即使大量地攝取這些食品，也不會產生問題。不過，高膽固醇血症或肥胖的人一旦攝取過剩，則由於吸收率較高，因此可能會使得膽固醇值上升。

普通人一日的膽固醇攝取量為三○○～五○○mg，

膽固醇含量較多的食物

( )內為100g中的膽固醇含量

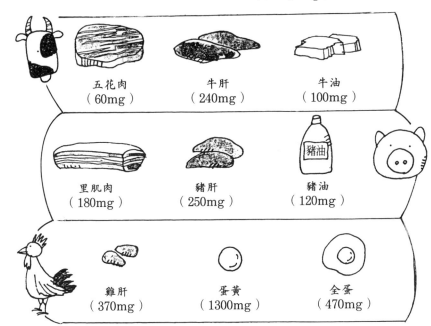

五花肉
（60mg）

牛肝
（240mg）

牛油
（100mg）

里肌肉
（180mg）

豬肝
（250mg）

豬油
（120mg）

雞肝
（370mg）

蛋黃
（1300mg）

全蛋
（470mg）

膽固醇值異常高的高脂血症患者，以三〇〇mg以下較為理想。

因此，事先要了解某種食品含有多少mg的膽固醇，這對於控制攝取量而言，是不可或缺的條件。同時，要把握「具有降低膽固醇作用的食品」。在飲食生活中活用兩種情報，這才是「食物療法」的第一步。

蒟蒻精粉的利用法

蒟蒻芋中含量豐富的食物纖維葡甘露聚糖，能夠降低膽固醇。為了有效地得到這種物質，最好使用蒟蒻精粉。

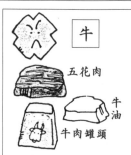

牛

五花肉
牛油
牛肉罐頭

受人歡迎的五花肉，要避開脂肪，攝取其他的部分比較勉強，故最好少吃。另外，含有較多脂肪的牛肉罐頭或動物性脂肪的牛油，也要少吃。

脂肪較少的里肌肉或腿肉，可以多加攝取。尤其腿肉富含蛋白質，可以作成牛排、煮牛肉或炒食，有各種不同的調理法。

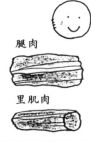

腿肉
里肌肉

豬

豬油
香腸
火腿

與牛肉、雞肉相比，豬肉的脂肪較多，尤其是夾心肉或五花肉、火腿、香腸類，具有較多的脂肪，不宜多吃。

豬肉中含有良質的蛋白質、豐富的維他命B群，需要巧妙地利用。最好選用脂肪較少的里肌肉、腿肉。

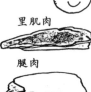

里肌肉
腿肉

雞

去皮或脂肪
雞翅

雞肉的脂肪，對於膽固醇的升降不會造成影響。但是如果以部位來加以比較，則100g中的脂肪含量如下：雞胸肉為0.7g，雞翅為19g，較多。在熱量方面，雞翅也為雞胸肉的2倍，是屬於高熱量食品，擔心脂肪的人，最好不要吃雞翅。燒烤的雞肉含有較多的脂肪，要先去除多餘的脂肪或皮以後再烹調。

適量攝取去除脂肪的肉類

有些人因為動物性脂肪中富含膽固醇而幾乎不吃肉類。但是，肉類卻是重要的蛋白質源，不能完全加以拒絕。

脂肪較多的部分，如上圖所示。總之，儘量去除富含膽固醇的脂肪部分，只要攝取適量，就不會造成問題。

另外，肉的加工品，例如培根、火腿、香腸、牛肉罐頭等，含有較多的脂肪，要節制攝取量。儘量避免使用奶油、豬油、牛油等，以植物油取代之。

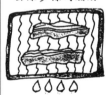

利用鐵絲網
去除多餘的脂肪

用鐵絲網烤，比
起用油煎炒更能
夠去除多餘的脂
肪。

煮的料理可以先
去除上浮的油脂
，如此就可以去
除煮汁的脂肪。
此外，如果使用
肥肉較多的肉時
，則儘量不喝湯
。

去除上浮的油脂

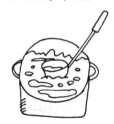

減少肉類脂肪的調理法

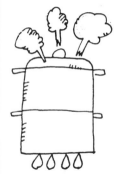

蒸煮之後能夠去
除脂肪。且因不
使用油調理，因
此能夠保留肉的
甘甜味。

使用鐵弗龍加工
的煎鍋或錫，因
為是不易燒焦的
材質，故可以不
使用油。使用少
量的植物油亦可
。

植物油

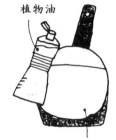

不使用油來調理

鐵弗龍加工

去除脂肪的高明調理法

購買牛肉、豬肉、雞肉時，最好選擇脂肪較少的部位。

但是，脂肪較少的部位的肉，較硬且不好吃，為了消除這個缺點，可於烹調前補充調味用的湯汁，或利用醃汁醃過，就不成問題了。

此外，硬的肉可以使用壓力鍋烹煮，就會變得柔軟。

另外，煮或烤能夠去除肉類的脂肪部分。

此外，將二百公克豬的五花肉煮過，可以去除十公克的脂肪。而牛五花肉二百公克烤來吃，大約可以去除十二公克的脂肪。

• 果糖、砂糖不可攝取太多

蛋糕、巧克力等大量使用砂糖的點心類，不可吃得太多。另外，咖啡、紅茶中儘量不要加入砂糖。砂糖和果糖在體內的吸收率良好，會使膽固醇值上升。此外，也會導致肥胖或高脂血症。

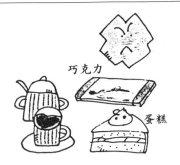

巧克力

蛋糕

清涼飲料水

含有糖分的可樂、罐裝咖啡、果汁、飲料等，最好少喝。冰過以後雖然喝起來不是很甜，但是罐裝咖啡、果汁都含有25～30g的砂糖。

1日攝取50g以上的砂糖時，血中的中性脂肪增高。儘量控制在10g以內。

愛吃甜食的人經常使用較多的砂糖，口味較重，如此一來，主食的飯就會吃得太多，醣類與熱量都在不知不覺中攝取太多。因此，要慢慢追求清淡的口味。

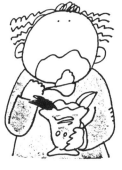

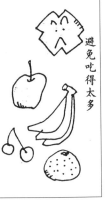

避免吃得太多

水果中所含的糖分，亦即果糖，在體內的吸收率極高，會迅速合成膽固醇或中性脂肪。此外，以水果取代食物來減肥的人，因為水果的熱量很高，所以反而會胖。例如1個蘋果或2根香蕉，就相當於1碗飯的熱量。

最好從米、麵包中攝取醣類

醣類（別名「碳水化合物」）含量較多的食物，就是我們的主食米、麵包、麵類以及芋類、砂糖、水果等。

過剩攝取的醣類，會引起肥胖。不過，極端地缺乏醣類，也會對身體造成不良的影響。葡萄糖是腦部唯一的熱量源，持續不足時，頭腦茫然，會導致意識障礙，同時，產生脫力感，容易疲倦。

一日至少要攝取一碗飯來補充醣類。像米、麵包等穀類，在體內的吸收率較慢

過食會引起危險的食品

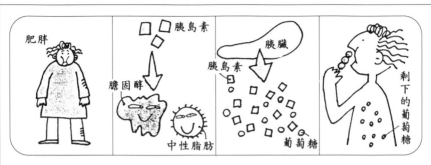

一旦肥胖，胰島素的功能就會變得不良，為了補充量而需分泌大量的胰島素。如此一來，又會促進脂肪的合成，更加速肥胖，引起惡性循環。

大量分泌的胰島素，會促進膽固醇及中性脂肪的合成。這個中性脂肪會成為皮下脂肪蓄積在體內，導致肥胖。

葡萄糖是人體所需的熱量源，為了當成熱量加以利用，因此從胰臟分泌胰島素荷爾蒙。葡萄糖較多時，就必須要分泌大量的胰島素。

點心、水果等的醣類，會在體內分解為葡萄糖。攝取太多的甜食時，用不完的葡萄糖就會殘留在體內。

●甜食攝取太多，會造成肥胖的惡性循環

• 血糖值增高時，糖尿病的罹患率會提高

出現上述的循環狀態時，胰臟疲勞，胰島素分泌不良，胰島素的功能減退，血液中的葡萄糖增高，結果會提升血糖值而造成糖尿病的發生。

血糖值上升，壞膽固醇、中性脂肪增加，好膽固醇減少，就會促進動脈硬化。

促進動脈硬化了

，同時含有能夠促進醣類燃燒所需要的維他命B₁，還有醣類以外的營養素。與此相比，砂糖中除了含有醣類之外，幾乎不含有其他的營養素。

綜合來說，如果熱量都是相同，則最好吃主食的米、麵包等。

大吃以洩忿會導致焦躁

吃大量的甜食以消氣，則葡萄糖為了代謝成為熱量而需要大量消耗維他命B₁、B₂。維他命B群會對自律神經發揮重大的作用，一旦不足，會引起焦躁，結果又會形成過食，造成肥胖。

日式	御傳菜 252mg・304kcal	蒲燒鰻 144mg・203kcal	炸排骨 116mg・460kcal	炸若鷥 86mg・116kcal
西式	煎蛋捲 564mg・294kcal	炸魷魚 194mg・195kcal	煎雞腿 118mg・380kcal	黑胡椒牛排 105mg・547kcal
中式	豬肝炒韭菜 150mg・158kcal	辣椒醬淋蝦 75mg・150kcal	糖醋排骨 60mg・365kcal	豬肉炒蒜頭 36mg・323kcal
單點菜	火腿蛋（蛋2個） 580mg・281kcal	蛋三明治 213mg・306kcal	奶油烤魷魚 188mg・80kcal	煎白肉魚（鱈魚） 100mg・397kcal

外食時少吃油膩 食物多吃蔬菜

上班族或ＯＬ經常在外吃午餐、晚餐，為了進行自我管理，必須了解料理中到底含有多少膽固醇。

首先，考慮到營養均衡的問題，最好吃定食。配菜方面，如果吃魚，則要選擇生魚片、烤魚；肉方面，則要去除脂肪或雞皮的部分。另外可加煮菜或燙青菜來食用。當成配菜的蔬菜要吃掉，不可殘留。

很多餐館利用豬油或牛油來炒菜，熱量極高，且口味重，最好選用蒸的料理。

有些飯的膽固醇含量較

降低膽固醇的飲食　52

這些「外食」很危險！

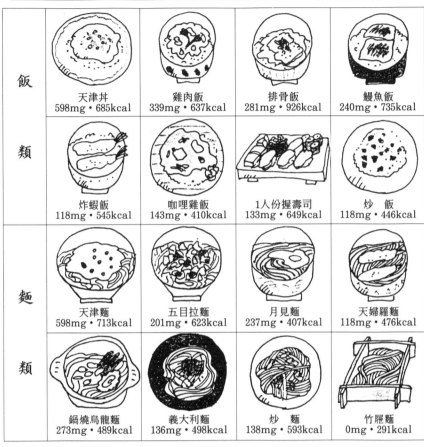

飯類	天津丼 598mg・685kcal	雞肉飯 339mg・637kcal	排骨飯 281mg・926kcal	鰻魚飯 240mg・735kcal
	炸蝦飯 118mg・545kcal	咖哩雞飯 143mg・410kcal	1人份握壽司 133mg・649kcal	炒　飯 118mg・446kcal
麵類	天津麵 598mg・713kcal	五目拉麵 201mg・623kcal	月見麵 237mg・407kcal	天婦羅麵 118mg・476kcal
	鍋燒烏龍麵 273mg・489kcal	義大利麵 136mg・498kcal	炒　麵 138mg・593kcal	竹屜麵 0mg・291kcal

高，需要控制攝取量，例如使用蛋的天津蓋飯、雞肉飯、炸排骨飯，或使用奶油、鮮奶油的飯等。中式蓋飯含較多的蔬菜，可以多加利用。想要控制鹽分攝取量的人，可留下飯裡的醃漬菜及湯不吃。

麵類方面，像拉麵、湯麵等，可以選用含蔬菜較多的麵類。麵加上飯，具有較高的熱量。麵類容易造成營養偏差，最好不要同時攝取。選擇蕎麥麵或烏龍麵時，要配不油膩的食品煎蛋來吃，同時麵湯殘留下來不要喝，藉此能夠達成減鹽的目的。

三明治、漢堡等的麵包類，要配番茄汁或新鮮的果汁、牛奶等一起吃，同時也要搭配生菜沙拉一起食用。

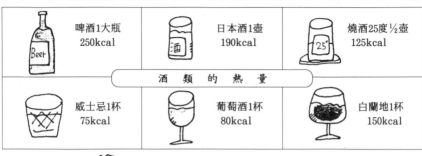

啤酒1大瓶 250kcal	日本酒1壺 190kcal	燒酒25度½壺 125kcal
酒 類 的 熱 量		
威士忌1杯 75kcal	葡萄酒1杯 80kcal	白蘭地1杯 150kcal

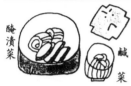

醃漬菜　鹹菜

適量的飲酒方式如下：日本酒1日1壺，啤酒1瓶。下酒菜方面，避免攝取富含膽固醇的炸雞、油炸食品，海膽、鹹鮭魚子、青魚子、海參等的魚卵類，還有肉臟類。生魚片或油炸食品，如果和同伴一起適量地攝取，就不會造成問題。此外，醃漬菜、鹹菜含較多的鹽分，最好少吃

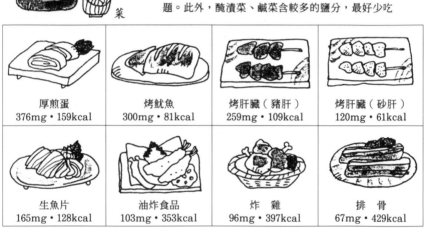

厚煎蛋 376mg・159kcal	烤魷魚 300mg・81kcal	烤肝臟（豬肝） 259mg・109kcal	烤肝臟（砂肝） 120mg・61kcal
生魚片 165mg・128kcal	油炸食品 103mg・353kcal	炸　雞 96mg・397kcal	排　骨 67mg・429kcal

適量地喝酒與吃下酒菜

適量地喝酒，能夠增加好膽固醇（HDL），但是，喜歡喝酒的人，往往因喝酒過量而攝取太多的熱量，中性脂肪增加，造成好膽固醇減少。

尤其中性脂肪較高的人，需要節制酒量。中性脂肪為四百mg／dl以上者，需要戒酒，否則會引起脂肪肝或酒精性肝炎。

另外，下酒菜多為高熱量食品，往往在矇矓醉意下吃得太多，造成熱量攝取過剩。

這些「外食」很危險！

 油炸豆腐 0mg・327kcal	 羊栖菜煮大豆 0mg・150kcal	 蘿蔔塊 0mg・56kcal	 煮魚板 0mg・98kcal
 金平牛蒡 0mg・110kcal	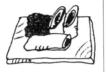 春捲 12mg・248kcal	 炸地瓜片 16mg・125kcal	 煎餃 24mg・207kcal
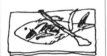 鹽酥鯵魚 58mg・125kcal	 鯵魚肉 35mg・79kcal	 烤肉 33mg・101kcal	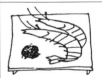 鹽酥蝦 38mg・27kcal
 牛肉煮蘿蔔 30mg・193kcal	 牛肉塊 30mg・100kcal	 肉豆腐 33mg・118kcal	 煮金眼鯛 42mg・100kcal

下酒菜以蔬菜、豆腐為主

經常被點的下酒菜包括烤肉串、炸雞、油炸食品等，熱量較高，且含大量的膽固醇。另外，像肝臟、海膽等的內臟，以及鹹鮭魚子等的魚卵類，為高膽固醇食品，要節制攝取量。

以蔬菜、魚類、豆類、豆腐、海藻當下酒菜是較為理想的，多攝取一些食物纖維。

只喝酒不配下酒菜，容易造成營養的偏差，同時也有喝酒過量的危險。喝到微醺的程度，配合營養均衡的調理，才是高明的飲酒法。

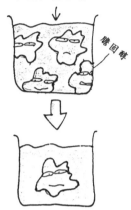

不飽和脂肪酸

膽固醇

・脂肪的攝取以動物性1、植物性1～2的比率

構成脂質的物質大致分為2種，就是在動物性脂肪中含量較多的「飽和脂肪酸」。攝取太多的飽和脂肪酸會增加膽固醇，但是不飽和脂肪酸卻具有降低膽固醇的作用。因此，脂質的攝取方式，以動物性脂肪1、植物性脂肪1～2的比率較為理想。

・使用新鮮的植物油

植物油中所含的多價不飽和脂肪酸容易氧化，因此要使用新鮮的植物油。氧化以後，會形成「過氧化脂質」，容易引起動脈硬化，加速老化，也具有強烈的致癌性。為了防止氧化，可以使用「維他命E」。（參考63頁）

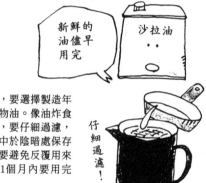

新鮮的油儘早用完

沙拉油

仔細過濾！

・植物油也不可攝取太多

不飽和脂肪酸中，具有降低膽固醇效果的，就是「亞油酸」。亞油酸多半含於植物油中，大量攝取，會降低壞膽固醇，但同時也會減少好膽固醇，具有正反兩面的效果。因此，不能夠單純地認為大量攝取植物油對身體很好，可以和同樣含有不飽和脂肪酸的魚的脂肪一併攝取。

購買植物油時，要選擇製造年月日較新的植物油。像油炸食品所使用的油，要仔細過濾，放入密閉容器中於陰暗處保存，而同樣的油要避免反覆用來炸東西，至少1個月內要用完。

植物性脂肪的重要物質亞油酸

植物性脂肪中含量較多的不飽和脂肪酸，具有降低血液中膽固醇的作用。

不飽和脂肪酸，分為一價不飽和脂肪酸與多價不飽和脂肪酸。而亞油酸則是多價不飽和脂肪酸的代表。

不過，因為是無法在體內合成的「必須脂肪酸」，因此，只能藉著植物油等的食物來攝取。這個必須脂肪酸，還包括亞麻酸、天門冬氨酸二種，但是只要有亞油酸，則這二種也能夠在體內合成。

以各種意義來說，都是

降低膽固醇值的食物

・**使膽固醇值下降的植物油**
紅花油、玉米油、米油、小麥胚芽油、葵花油、橄欖油等，能夠降低膽固醇值。但是不能因為對身體很好就大量地攝取，否則會減少好膽固醇，要適可而止。

・**使膽固醇值上升的植物油**
並不是所有的植物油都能夠使膽固醇降低，仍有一些植物油含有較多的飽和脂肪酸，會使膽固醇上升，例如椰子油、可可油、椰果油。

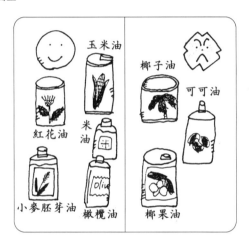

玉米油
椰子油
可可油
紅花油
米油
小麥胚芽油
橄欖油
椰果油

對膽固醇不會造成影響的是麻油、花生油等。此外，一般的沙拉油、炸油等市售製品，一定要確認其廠牌及成分。紅花油混合米油，具有較高的效果。

用植物性脂肪所製造的人造奶油、膨鬆油等，製造點心用的脂質，在製造的過程中，由於不飽和脂肪酸被加工，故會使壞膽固醇增加，同時具有減少好膽固醇的不良作用。

橄欖油能增加好膽固醇

植物油中最近備受矚目的，就是橄欖油。

事實上，橄欖油中所含的油酸，能夠減少壞膽固醇、增加好膽固醇。

像紅花油、玉米油、米油、小麥胚芽油中所含的亞油酸，攝取過多，具有減少好膽固醇的不良影響。如果是橄欖油的話，即使大量攝取，也不會出現弊端。

另外，麻油、紫蘇油中含有不易使血栓形成的α亞麻酸，可以多加利用。

重要物質的亞油酸，也不能攝取太多。

・青背魚能夠降低中性脂肪

虱目魚、鯵魚、秋刀魚等的青背魚，為戾質蛋白質源。但是脂肪中含量較多的「多價不飽和脂肪酸」與肉類等的脂肪不同，即使攝取太多，也不會使膽固醇上升。其中，特別像EPA（二十碳五烯酸）或DHA（二十二碳六烯酸），具有降低中性脂肪的作用。

此外，DHA能夠促進腦的活性化，最近備受矚目。

作用1

青背魚

膽固醇　增加防止中性脂肪

作用2

← 使血液循環順暢！

此外，脂肪方面，具有抑制使血液凝固的血小板凝集的作用，能夠防止血栓形成，使血液循環順暢。同時，也有降血壓的效果，能夠預防動脈硬化，腦梗塞、心肌梗塞。

注意點1

要選擇新鮮的魚

選擇目光明亮、鰓為鮮紅色的「新鮮魚」。魚的脂肪容易氧化，一旦氧化之後，就會變成過氧化脂肪，促進動脈硬化。

注意點2

曬乾一夜的魚！

鯵魚或沙丁魚等魚乾，最好選擇只曬乾一夜的魚。因為經過一段時日的魚容易氧化，而且鹽分的含量也較多。

EPA或DHA，一旦用煎、烤方式來烹調，這些油會滲出。因此，最好利用蒸、烤菜等方式來烹調魚片，連油一併攝取。

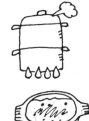

青背魚的美味調理法

魚中所含的脂肪，除了能夠減少中性脂肪以外，也具有上述的效用。但是烹調麻煩，而且味道不佳，因此，最近其肉較受人歡迎。

青背魚具有獨特的腥臭味，令人敬而遠之，但是可以塗抹牛奶去除臭味，或浸泡在蒜、薑汁中，就容易入口了。此外，利用鹽、醋醃過，也能去除腥臭，變得美味。如果要製作醋漬魚，可以使用含有較多不飽和脂肪酸的米油、紅花油、橄欖油等等。

降低膽固醇值的食物

青背魚的EPA、DHA的含量

（100g中：上為EPA、下為DHA的含量）

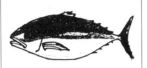	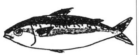	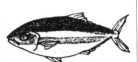
鮪　魚 1290mg 2880mg	虱目魚 1210mg 1780mg	幼　鰤 1500mg 1700mg
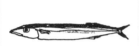	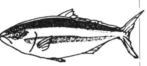	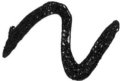
秋刀魚 844mg 1400mg	鰤　魚 900mg 1780mg	鰻　魚 740mg 1330mg
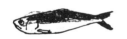		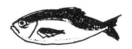
真　鰮 1380mg 1140mg	潤目鰮 275mg 635mg	鯵　魚 408mg 748mg
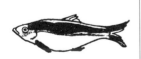	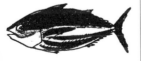	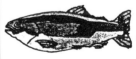
鯡　魚 989mg 860mg	鰹　魚 78mg 310mg	鮭　魚 492mg 820mg

β胡蘿蔔素、維他命C、E

β胡蘿蔔素的調理法

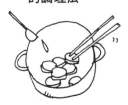

用油調理時，能夠提升吸收率

茼蒿、蘿蔔葉、菠菜等深色蔬菜中，富含β胡蘿蔔素。胡蘿蔔素與其生吃，還不如用油烹調，較能提高吸收率。例如吃胡蘿蔔時，生吃胡蘿蔔的吸收率為8％，而用油烹調之後，會提升為50％～70％。

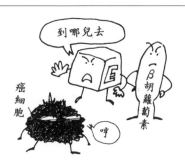

到哪兒去

癌細胞

哼

β胡蘿蔔素

維他命C不耐熱，因此在調理時，要儘量減少加熱的時間，與用油炒的方式相比，用水煮會損失較多的維他命C。另外，煮汁或湯汁中會溶出維他命C，為避免浪費，可以煮成湯來吃。

・β胡蘿蔔素、維他命C、E能夠防止氧化　一旦壞膽固醇（LDL）氧化時，容易沈著於血管，加速動脈硬化。能夠防止其氧化、預防動脈硬化症的，就是β胡蘿蔔素（進入體內以後，成為維他命A）、維他命C、E。此外，β胡蘿蔔素、維他命E也能夠發揮制癌的作用。

維他命C的調理法

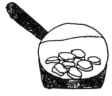

最好用油炒

・抽煙會流失大量的維他命C

維他命C除了具有防止氧化的作用之外，也具有降低血中膽固醇值的作用。不過，抽1支煙，會流失25mg的維他命C。因此，吸煙者要攝取比1日所需量的50mg更多的維他命C。

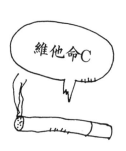

維他命C

維他命C、E能夠防止動脈硬化

維他命類為體內生理作用及代謝不可或缺的重要營養素，其中像β胡蘿蔔素、維他命C、E具有預防動脈硬化進行的作用。因為這些維他命具有防止成為動脈硬化促進要因的脂質氧化的作用。

一旦防止氧化作用無法發揮效用，則壞膽固醇容易沈著在血管，好膽固醇送走過剩膽固醇的功能就會變得遲鈍。

結果就會促進動脈硬化，容易使血栓積存，血液循環不順暢，引起狹心症、心肌梗塞等虛血性心臟病。

降低膽固醇值的食物

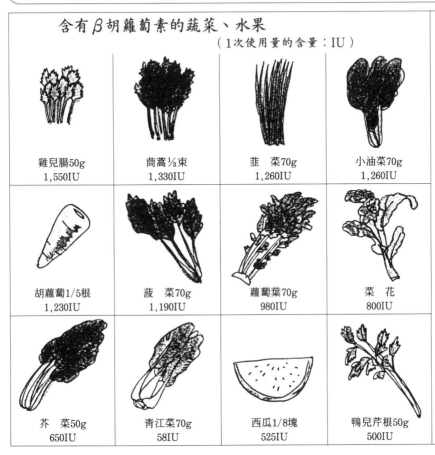

含有β胡蘿蔔素的蔬菜、水果

（1次使用量的含量：IU）

雞兒腸50g 1,550IU	茼蒿⅓束 1,330IU	韭　菜70g 1,260IU	小油菜70g 1,260IU
胡蘿蔔1/5根 1,230IU	菠　菜70g 1,190IU	蘿蔔葉70g 980IU	菜　花 800IU
芥　菜50g 650IU	青江菜70g 58IU	西瓜1/8塊 525IU	鴨兒芹根50g 500IU

　一日的攝取量為何呢？以β胡蘿蔔素為例，男性二○○○IU，女性一八○○IU，維他命C為五十mg，維他命E為十mg。

　必須注意的是，要如何使這些維他命有效地被吸收。以β胡蘿蔔素而言，一旦加熱，在體內較容易吸收，而維他命C、E，則相反的，不耐熱，最好生吃。

　尤其維他命E含有很多的植物油，為了生吃，可以當成調味醬來使用。使用於烹調時避免過度加熱，要趕緊調理好。此外，一旦接觸空氣，容易氧化，故使用後的炸油，要趕緊過濾，勿反覆使用多次，要盡早用完。

含有維他命C的蔬菜

（1次使用量的含量：mg）

花椰菜70g
112mg

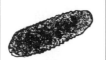

苦 瓜70g
84mg

高麗菜心3個
68mg

菜 花50g
60mg

小油菜70g
53mg

蘿蔔葉70g
49mg

花 菜70g
46mg

菠 菜70g
46mg

間拔菜50g
35mg

冬 瓜80g
33mg

高麗菜70g
46mg

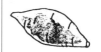

甘藷1/2根
30mg

含有維他命C的水果

木瓜1/2個
130mg

臍 橙1個
120mg

甘柿1個
105mg

草莓8～10個
96mg

奇異果1個
80mg

夏 橙1/2個
80mg

葡萄柚1/2個
80mg

甜瓜100g
40mg

降低膽固醇值的食物

含有維他命E的食品
（1次使用量的含量：mg）

		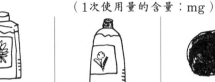	
杏仁20g 6.2mg	葵花油10g 3.9mg	綿籽油10g 3.0mg	鱷梨1/2個 3.0mg
		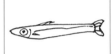	
鰻魚（蒲燒鰻）1串 2.9mg	小麥胚芽10g 2.9mg	梭魚1尾 2.9mg	米糠油10g 2.6mg
			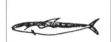
花生20g 2.4mg	玉米油10g 2.1mg	柳葉魚2尾 1.9mg	秋刀魚1尾 2.0mg

維他命E不耐熱、不耐氧，在吃之前，最好再略加烹調。此外，使用富含維他命E的植物油時，最好作成調味醬等生吃。當成炸油使用時，為了防止氧化，要趕緊用完，或放在陰暗處保存。

最好作成調味醬先吃

不要過度加熱

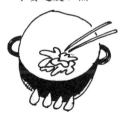

維他命E能夠預防動脈硬化，同時也具有抗癌作用及防止老化的效果。此外，植物油、魚、肉、深色蔬菜中含有維他命E。因此，只要攝取均衡的飲食，就不必擔心了。1日的必要量，男性為8mg，女性為7mg。

防止老化！

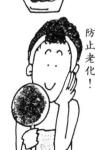

食物纖維降低膽固醇的構造

持續攝取食物纖維，每次都得消耗膽固醇，因此，血中的膽固醇會減少。

從小腸應該回到肝臟的膽汁酸的量減少以後，就能夠阻止其再利用。因此，血液中的膽固醇就必須用來製造不足部分的膽汁酸。

大量攝取食物纖維時，食物纖維會吸著膽汁酸，隨著糞便一起排出體外。

幫助脂肪消化的「膽汁酸」，是以膽固醇為材料，在肝臟製造出來的。

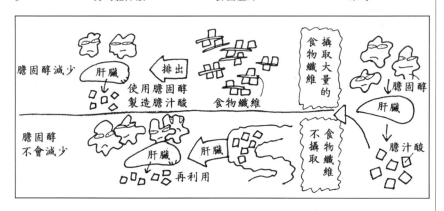

在這種情況下，膽固醇幾乎沒有使用掉，故不會減少。

回到肝臟的膽汁酸的量維持原狀，因此不必使用血中的膽固醇來製造膽汁酸，能夠再加以利用。

分泌到十二指腸的膽汁酸，用來消化脂肪以後，由小腸吸收，回到肝臟。

水溶性的食物纖維能夠降低膽固醇

食物纖維很難為人類的消化酵素所消化，因此不會被消化酵素分解，會吸收一部分的有害物質，隨著糞便一起排出體外。這個性質能夠促進排便，預防及消除便秘，能夠有效地預防大腸癌。此外，也能夠降血糖值，防止肥胖。

另外，食物纖維具有降低膽固醇的作用，預防動脈硬化、高脂血症、高血壓症及膽結石症。

食物纖維分為能溶於水與不能溶於水的二種形態，具有降膽固醇作用的，乃是前者的水溶性型。蔬菜、水果、豆類中所含的果膠、海

降低膽固醇值的食物

含有食物纖維的食品

（1次使用量的含量：g）

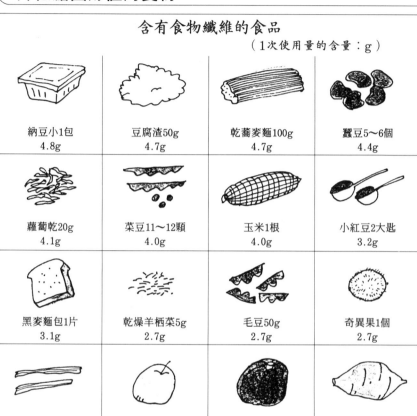

納豆小1包 4.8g	豆腐渣50g 4.7g	乾蕎麥麵100g 4.7g	蠶豆5～6個 4.4g
蘿蔔乾20g 4.1g	菜豆11～12顆 4.0g	玉米1根 4.0g	小紅豆2大匙 3.2g
黑麥麵包1片 3.1g	乾燥羊栖菜5g 2.7g	毛豆50g 2.7g	奇異果1個 2.7g
葫蘆乾10g 2.6g	蘋果1個 2.6g	南瓜80g 2.4g	甘藷1/2根 2.3g

帶芽、昆布等海藻類中所含的藻酸，以及蒟蒻所含的葡甘露聚糖等纖維都是。另一方面，不溶於水的食物纖維，能夠縮短食物停留在腸內的時間，能夠延遲醣類及脂肪的吸收，藉著這兩種作用，就能夠充分發揮降低膽固醇的作用。

此外，海帶芽、昆布等海藻類含量較多的食物纖維——藻酸，除了能夠減少膽固醇以外，也具有預防高血壓症、動脈硬化症及糖尿病的效果。

由此可知，依食物纖維種類的不同，具有不同的功能及性質，因此最好攝取多種類的食物纖維。

食物纖維的一日所需量為二十～二五公克。

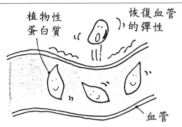

植物性蛋白質

恢復血管的彈性

血管

『大豆蛋白質』的作用

▲**使血管柔軟，防止動脈硬化**
大豆、豆腐、納豆等大豆製品中所含的植物性蛋白質，具有降低膽固醇值的作用。而且能夠使血管柔軟，恢復彈性。而大豆中富含物纖維，能夠預防動脈硬化。（參考71頁）

▼**使膽固醇輕鬆地移動**
「大豆卵磷脂」，能夠與水、油充分混合，具有強力的「乳化作用」。這個作用能夠與血管內的膽固醇或中性脂肪（油）和血液（主要成分為水）結合。因此，膽固醇能夠在血管內順暢地流通，藉此以預防動脈硬化。

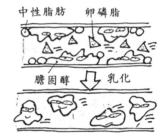

中性脂肪　卵磷脂

膽固醇　　乳化

『大豆卵磷脂』的作用

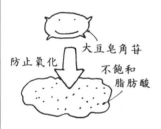

大豆皂角苷

防止氧化

不飽和脂肪酸

『大豆皂角苷』的作用

◀**防止不飽和脂肪酸的氧化**
不飽和脂肪酸一旦「氧化」，就會變成引起動脈硬化和癌症的過氧化脂質。而具有防氧化作用的，就是「大豆皂角苷」，能夠預防動脈硬化。此外，皂角苷也能夠降低中性脂肪，具有防止肥胖的效果。

大豆、大豆製品能夠預防成人病

大豆是眾所周知的高蛋白、低熱量的營養食品。脂質部分的一半為亞油酸，具有降低膽固醇的作用。且含有豐富的維他命E，能夠提升亞油酸的作用。

因此，能夠預防動脈硬化、高血壓、腦中風等的成人病，發揮重大的效用。

大豆的營養價及其效能，在大豆加工品的豆腐、納豆、青菜絲豆腐、豆腐渣中也有，故要積極地攝取。

尤其納豆，維他命 B_2 的含量為大豆的二倍，有助於消化吸收。

第三章

●需要了解的知識

這些食物所具有的效用

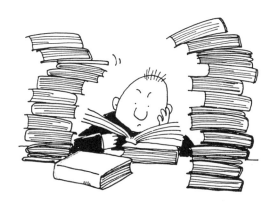

糙米、胚芽米中含有豐富的營養素

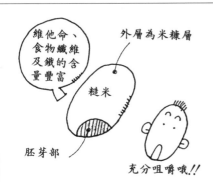

維他命、食物纖維及鐵的含量豐富

外層為米糠層

糙米

胚芽部

充分咀嚼哦！！

營養●糙米中含有維他命B_1等維他命B群和食物纖維、脂質、磷、鐵、醣類等。與白米相比，維他命B_1與食物纖維約為4倍，維他命B_2、脂質、磷、鐵約為2倍。但是，糙米不易消化，需要充分咀嚼，不可過食。

胚芽米是去除了不易消化的米糠層，因此可以直接攝取到胚芽部中所含的維他命B群、E、亞油酸、礦物質等營養素。

胚芽部殘留維他命、礦物質的營養。

胚芽米

糙米的煮法

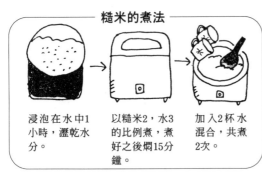

浸泡在水中1小時，瀝乾水分。

以糙米2，水3的比例煮，煮好之後燜15分鐘。

加入2杯水混合，共煮2次。

效用●糙米的米糠層和胚芽部分中所含的亞油酸、維他命，能夠預防動脈硬化與老化。食物纖維能夠去除便秘，預防大腸癌。此外，維他命B_1能夠使米的醣類轉換為熱量，有效地消除疲勞。

另外，也能夠預防神經衰弱症、自律神經失調症，改善體質，防止肥胖。

胚芽米的煮法

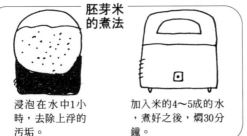

浸泡在水中1小時，去除上浮的污垢。

加入米的4～5成的水，煮好之後，燜30分鐘。

胚芽米和糙米同樣的，能夠有效地預防動脈硬化症及消除疲勞。

白米容易消化吸收

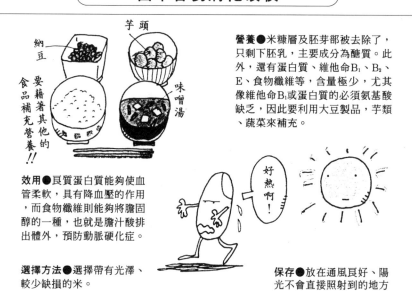

納豆

芋頭

味噌湯

要藉著其他的食品補充營養！！

營養●米糠層及胚芽部被去除了，只剩下胚乳，主要成分為醣質。此外，還有蛋白質、維他命B_1、B_2、E、食物纖維等，含量極少，尤其像維他命B_1或蛋白質的必須氨基酸缺乏，因此要利用大豆製品，芋類、蔬菜來補充。

效用●良質蛋白質能夠使血管柔軟，具有降血壓的作用，而食物纖維則能夠將膽固醇的一種，也就是膽汁酸排出體外，預防動脈硬化症。

好熱啊！

選擇方法●選擇帶有光澤、較少缺損的米。

保存●放在通風良好、陽光不會直接照射到的地方

蕎麥對於高血壓、便秘有效

效用●能夠鞏固微血管的芸香苷，預防動脈硬化症。此外，也有預防高血壓、消除痔瘡及便秘、利尿、解熱、解毒的作用。

蕎麥湯、藥味都要吃掉

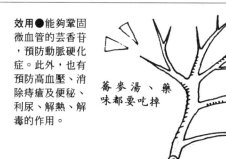

營養●主要成分為澱粉。蛋白質的營養價極高，並含有其他穀類所欠缺的賴氨酸、蘇氨酸、色氨酸等的氨基酸。此外，也含有維他命B_1、B_2、鐵，以及強化微血管的芸香苷等。

鞏固微血管

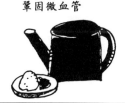

利用●芸香苷易溶於水，因此連蕎麥湯（煮汁）都要一起喝，較為有效。此外，如果想要有效地在體內發揮作用，則需要維他命。所以像蘿蔔、青紫蘇等藥味也要吃掉，不要殘留。

真是好吃！

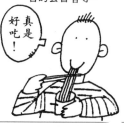

小麥能夠防止老化並安定精神

對於神經衰弱、歇斯底里都有療效

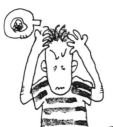

效用●能夠增加好膽固醇，同時還含有具有降低中性脂肪作用的維他命E，以及具有降低血中膽固醇的作用的亞油酸，藉此能夠防止動脈硬化症。此外，也能夠防止老化，安定精神，對於神經衰弱症、歇斯底里症有效。同時也能夠增加氣力。但是具有使身體冷卻的作用，故不宜多吃。

營養●主要成分為醣類。另外還含有蛋白質、磷、脂質、維他命B_1、B_2、亞油酸等。胚芽部含有豐富的維他命E及食物纖維。

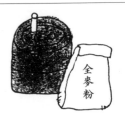

利用法●麵粉當成製粉使用。但是儘量選擇胚芽和皮整個作成的全麥。用全麥作成的全麥麵包，含有豐富的維他命B_1、B_2、E及食物纖維等。

以麵粉為原料作成的麵或烏龍麵、蕎麥麵等，幾乎不具有營養效果。

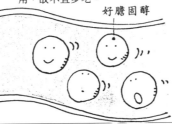

好膽固醇

玉米鬚具有藥效

營養●含有維他命A、B_1、B_2、E及醣類、蛋白質、磷、鈣等，為高熱量食品，含有豐富的食物纖維。

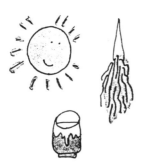

鬚曬乾後煎煮汁，1日喝3次，飯後溫熱飲用，能夠治療急性肝炎以及妊娠中的浮腫。

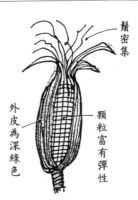

鬚密集

外皮為深綠色

顆粒富有彈性

選擇方法●外皮為深綠色，充滿水分，鬚密集，顆粒具有彈性者較好。經過一段時日以後，營養價和味道都會下降，最好當天吃完。

效用●食物纖維能夠預防便秘。此外，胚芽部中所含的亞油酸，能夠有效地預防動脈硬化症。鬚的部分，含有降壓、利尿、止血的效果，但不易消化，故不可過食。

大豆能夠強化血管對成人病有效

營養●有「菜園之肉」之稱，為高蛋白、低熱量的理想食品。含有豐富的蛋白質、脂質，尤其是蛋白質中均衡地包括八種必須氨基酸。

另外，脂質的一半是具有降膽固醇作用的亞油酸的作用。此外，也含有很多的維他命B₁、B₂、食物纖維。

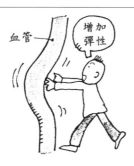

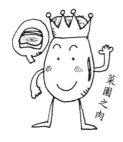

菜園之肉

效用●大豆中所含的蛋白質，能夠提高血管的彈性，預防膽固醇的積存。而亞油酸、維他命E能夠減少膽固醇、淨化血管，因此能夠預防動脈硬化症、高血壓症、腦中風、膽結石症等的成人病。

豐富的卵磷脂，能夠有效地防止老化，也具有預防糖尿病、癌以及消除疲勞的效果。

選擇方法、保存●表面具有自然光澤、顆粒均勻者為良質大豆。保存於濕氣少、通風良好處。在罐子中放入乾燥劑加以保存亦可。

表面有自然光澤

顆粒均勻者為良質品

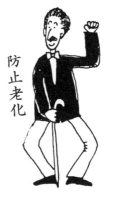

防止老化

大豆的煮法

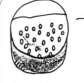

加入大豆3倍的水及1％的鹽浸泡一夜。

水不要倒掉，當成煮汁，用小火充分煮軟

煮好之後再加水，煮軟之後可以調味。

※如果無暇浸泡大豆，可將充分洗淨的大豆放入乾的壺中，倒入熱開水，加蓋，擱置1小時即可。

要多花點時間來煮，如加熱不夠，會產生青臭味，而且不易消化。

豆腐是容易消化的蛋白質源

營養●為艮質蛋白質源，富含脂質、鈣、鐵。豆腐中的90％是水分，比大豆更容易消化。

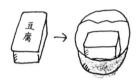

由包裝取出，移入大碗內，使水滲出。

─ 瀝乾水分的方法 ─

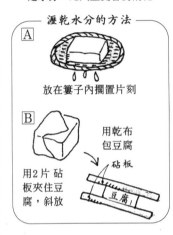

A　放在簍子內擱置片刻

B　用乾布包豆腐　用2片砧板夾住豆腐，斜放　砧板　豆腐

效用●含有豐富的亞油酸、維他命E，能夠防止老化，且有效地預防動脈硬化。容易消化吸收，適合胃腸虛弱者。
此外，像絹濾豆腐含有豐富的維他命B群、鉀；木綿豆腐則富含鈣、蛋白質。

利用法●豆腐易出水，是容易敗壞的原因。購買後要瀝乾水分放入冰箱中冷藏。
木綿豆腐的水分比絹濾豆腐的水分更少，可以搗碎調理。此外，豆腐上撒柴魚片，能提升鈣的吸收率20倍。

油豆腐、油豆腐塊、青菜絲豆腐預防動脈硬化

營養●這些都是以蛋白質、脂質為主要成分，也含有鈣、鐵。用菜籽油、大豆油等植物油炸出來的豆腐含有維他命E。營養價由高到低依序為油豆腐、青菜絲豆腐、油豆腐塊。

青菜絲油豆腐

是在搗碎的豆腐內加入羊栖菜、青菜屑（胡蘿蔔、木耳等），用油炸成的豆腐。

效用●能夠預防動脈硬化、高血壓與老化等。

選擇方法●經過一段時間以後，表面的油會氧化，要選擇新鮮、浮油較少者。

─ 去油的方法 ─

A　放在簍子內，充分澆淋滾水。

B　放在滾水中略煮後，置於簍子內瀝乾水分。

利用法●要除去表面的油，去除油臭味，為了能夠更加入味，調理前務必要「去油」。

豆乳是飲用方便的大豆製品

「豆乳」，是將大豆磨碎加水，煮過之後再過濾，於豆腐的製造過程中製成出來。

營養●含有蛋白質、脂質、醣類、鐵、維他命B₁等。此外，也富含能夠降低膽固醇值的亞油酸。

效用●藉著亞油酸的作用，能夠預防動脈硬化症與高血壓症。此外，也能夠防止老化、恢復體力、消除疲勞。

豆乳

使用整體大豆作成的豆乳，有的則是混合製品。

調製豆奶

以加工大豆或蛋白質為原料作成的。

豆乳飲料

50％以上的豆乳或調製豆乳中混入可可或咖啡作成的。

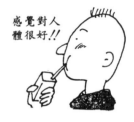

感覺對人體很好!!

納豆對成人病的效果極大

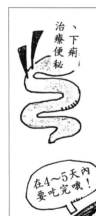

治療、下痢便秘

效用●亞油酸能夠淨化血管，預防成人病。此外，也含有納豆奎納這種特殊成分，能夠預防血栓症。另外，具有整腸效果的納豆菌與食物纖維，能夠治療便秘與下痢。另外，維他命B₂具有美肌效果。

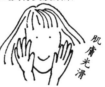

肌膚光滑

在4～5天內要吃完哦！

納豆

選擇方法●納豆菌是活的，故要選擇新鮮品，最多只能保存4～5天，宜放在冰箱內保存。

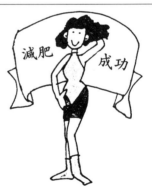

減肥 成功

營養●大豆中混入納豆菌的發酵食品，其維他命B₂的含量為大豆的2倍。另外也包含良質蛋白質、食物纖維，以及豐富的不飽和脂肪酸。

豆腐渣含有豐富的食物纖維

營養●在製造豆腐的過程中，將豆乳擠乾，剩下的成分雖然含有量比不上豆腐，不過仍然含有蛋白質、脂質、醣類、鐵、鈣、維他命B群等。另外，含有豆腐中含量較少的食物纖維、礦物質。為低熱量食品，適合用來減肥。

食物纖維含量為牛蒡的2倍！

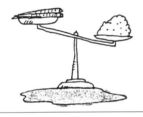

對便秘、下痢有效

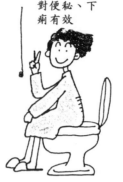

效用●100g中的食物纖維為牛蒡的2倍，能夠有效地預防便秘。另外，也能夠預防動脈硬化、高血壓及老化，而且也能夠消除疲勞。

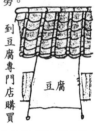

到豆腐專門店購買 豆腐

選擇方法●紋理細緻、色白者較為新鮮。因為容易受損，故最好前往豆腐專賣店購買。調理後，最好當天吃完。

黑豆能夠抑制脂肪酸的增加

黑豆也可以煮哦!!

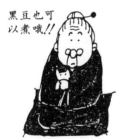

營養●為大豆的一種，含有良質蛋白質、維他命B群與E、鈣、鐵、鉀及食物纖維。此外，也含有亞油酸、亞麻酸等脂質，能夠抑制膽固醇與脂肪酸的增加。

用紗布包住生銹的鐵釘

▲製作煮豆時，將生銹的鐵釘用紗布包住一起煮，煮好之後，具有光澤。

效用●亞油酸和卵磷脂的作用能夠預防動脈硬化與高血壓症。同時，對於喉痛、聲音嘶啞、咳嗽有效。因為具有利尿作用，所以能夠排除體內多餘的水分與毒。對於視力減退、腰、膝的衰弱等老化現象有效

選擇方法●具有黑色光澤、膨脹者為佳，顆粒完整者較好。

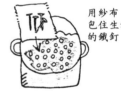

3杯水

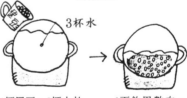

1杯黑豆，3杯水放入鍋中，煎煮到剩半量的水為止。

1天飲用數次，對喉痛、咳嗽有效。

毛豆含有豐富的維他命A、C

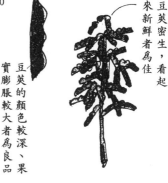

不宜多吃!!

保存●經過一段時間之後，營養價及味道都會減少，最好當天吃完。保存時，用鹽煮過放在冰箱或冷凍庫中，約可以保存20天。

選擇方法●豆莢的顏色深，果實膨脹者爲良質品。從樹枝上摘下後會降低鮮度，所以最好選擇帶枝者。

效用●皂角苷的成分能夠降低膽固醇值，抑制體內過氧化脂質的形成。此外，也能夠預防成人病、消除疲勞、預防便秘及防止老化。但是不易消化吸收，故不可多食

營養●毛豆乃是大豆未成熟的果實，含有大豆中所缺乏的維他命A與C。此外，也含有蛋白質、鈣質、脂質、鉀、鐵與食物纖維等。

豆莢的顏色較深、果實膨脹較大者爲良品

豆莢密生，看起來新鮮者爲佳

牛奶是鈣質的供給源

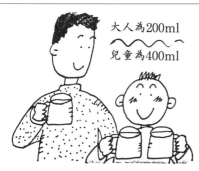

大人爲200ml
兒童爲400ml

營養●國人容易缺乏的鈣質，在牛奶中含量豐富。此外，牛奶中也含有良質蛋白質、維他命A、B₂、C等各種營養素。1日的攝取量標準是，兒童爲400ml，大人爲200ml。從1杯牛奶（200ml）中，就能夠攝取1日所需鈣量的1/3。

利用法●不想攝取脂肪的人，可以使用低脂牛乳或無脂牛乳、脫脂奶粉。
具有腥臭味的食品，只要浸泡在牛奶中就能夠除臭。此外，也可以泡牛奶浴，或是在水中放些牛奶來洗臉，具有美肌效果，使肌膚柔潤。

效用●豐富的鈣質，能夠強化骨骼、牙齒，有效地消除壓力。此外，維他命B₂等的維他命群，能夠預防動脈硬化症與白內障。另外，也能夠防止糖尿病、肝病、胃炎、胃潰瘍，且能夠有效地預防骨質疏鬆症。

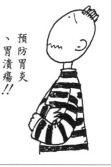

預防胃炎、胃潰瘍!!

南瓜能夠抑制血壓上升

營養●主要成分為醣類，含有豐富的維他命A，以及維他命B_1、B_2、C、食物纖維，並富含能夠抑制血壓上升的鉀。其他還含有鈣、鐵、磷。西洋南瓜的醣類比日本南瓜更多，也含有維他命A、C。

要多吃南瓜

西洋南瓜

一整年都有。表面光滑、富於光澤者為良質品。

日本南瓜

從春天到夏天為豐收時節。溝紋明顯、表面凹凸不平，有一層粉者為良質品。

效用●種子中含有亞油酸，能夠降低膽固醇值，預防動脈硬化。種子還具有驅除蛔蟲、蟯蟲的效果。另外，維他命A能夠強化粘膜，預防感冒。此外，對於手腳冰冷症、膽結石的預防也有效。

蒂為黃色、枯萎狀

很重

皮較硬者為佳

切口為鮮黃色

種子密集

南瓜種子

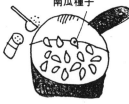

當成下酒菜的降低膽固醇值

乾炒，撒上鹽、胡椒

利用法●維他命A耐熱，用油炒，吸收率更好。日本南瓜適合煮、炸；西洋南瓜則適合用來煮奶油或作成南瓜湯。

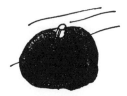

保存於常溫、通風良好處

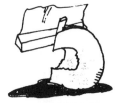

用保鮮膜包好保存於陰暗處

胡蘿蔔對於高血壓症有效

營養●在蔬菜中，胡蘿蔔素的含量高居首位。50g的胡蘿蔔（1/3根），就可以攝取到1日所需的維他命A。此外，胡蘿蔔素多半包含在皮內，削皮時，最好削薄一些。同時，也含有維他命E以外的維他命以及鈣、鉀、食物纖維。

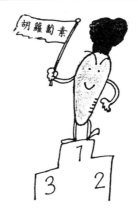

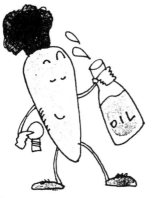

效用●維他命A具有鞏固呼吸器官及眼睛的粘膜的作用，能夠防止感冒、眼睛疲勞、結膜炎、夜盲症。此外，還可以保持美肌，對於貧血、消除疲勞、整腸、高血壓症有療效。最近，根據報告顯示能夠防止脂質的氧化，預防動脈硬化症。

利用法●胡蘿蔔素易溶於油，與其生吃，不如炒來吃或炸來吃，更能提升數倍的吸收率。作生菜沙拉來吃時，一定要淋上油性的調味醬或蛋黃醬。

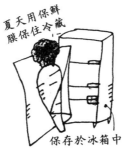

夏天用保鮮膜保住冷藏

保存於冰箱中

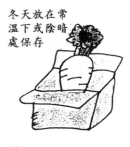

冬天放在常溫下或陰暗處保存

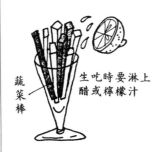

蔬菜棒

生吃時要淋上醋或檸檬汁

注意點●生的胡蘿蔔含有破壞維他命C的氧化酵素，如果與其他的生菜或水果一起吃的話，最好淋上醋或檸檬汁，才能夠抑制這種酵素的作用。

選擇方法、保存●表皮光滑、顏色鮮艷者為良質品。勿選用頸部發黑、前端破裂者。不耐濕氣，夏天要用保鮮膜包住的冰箱內保存，冬天則保存於常溫下或陰暗處。

青椒能夠預防動脈硬化與高血壓

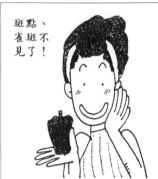

斑點、雀斑不見了！

維他命C

營養●富含維他命C及A，此外，也包含維他命B₁、B₂、D、P、食物纖維、鈣、鐵。維他命C的含量與檸檬相同。吃3個青椒，就能夠攝取到1日維他命C的所需量。維他命C能夠促進鐵的吸收，最好與含有鐵質的食品一起吃。

效用●含有能夠鞏固微血管的維他命P以及清掃血中膽固醇的葉綠素。經常食用，能夠有效地預防動脈硬化症、高血壓。此外，維他命C能夠防止黑色素的沈著，能消除雀斑、斑點。另外也能夠消除疲勞、預防夏日懶散症，對於便秘、糖尿病及強化視力等都有幫助。

選擇方法

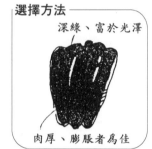

深綠、富於光澤

肉厚、膨脹者爲佳

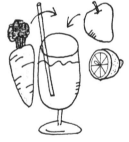

容易入口哦！

◀榨汁時，味道不佳，可加入檸檬、蘋果、胡蘿蔔等較易入口。

選擇方法●深綠色、富於光澤、肉厚、膨脹者為良質品。蒂周圍發黑或變成灰色，表示鮮度不佳。

▶以色別來看，依綠、黃、紅的順序甜度會增加。可以自行選擇。去子、剝掉薄皮，也是一種吃法。

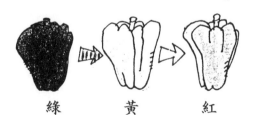

甜度

綠　　　黃　　　紅

菠菜能夠預防動脈硬化症

營養●富含胡蘿蔔素、維他命C、鐵。此外，也含有維他命B_1、B_2、B_6、葉酸、鈣、碘，為黃綠色蔬菜的代表。菠菜含有草酸，如果攝取過量，會形成結石。但是，如果是普通量，就沒有問題了。

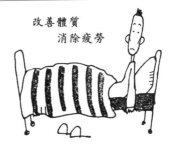

改善體質
消除疲勞

選擇方法

前端膨脹

葉為深綠

紫色或紅色

選擇方法●葉為深綠、前端膨脹者為良質品。此外，長度較短、根部為紫色或紅色者為佳。

效用●鐵能夠預防貧血，維他命A與C則能夠預防感冒、支氣管炎、肌膚乾燥等。此外，具有改善體質、消除疲勞的效果。同時，能夠預防便秘及高血壓症、動脈硬化症。

保存●用濕的報紙包住放在塑膠袋內，以直立的狀態保存於冰箱內。經過一段時間以後，營養價會降低，要盡早吃完。

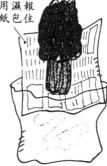

用濕報紙包住

放在塑膠袋中以直立方式保存於冰箱中

新鮮品較不具澀味，可以生食。為避免維他命C流失，宜減少調理時間。

略煮

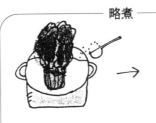

在滾水中加入一把鹽，從根部先放入。

全部軟了之後急速撈起，浸泡在冷水中去除澀液

小油菜能夠預防動脈硬化症

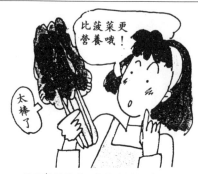

營養●外觀上與菠菜類似，但是鈣含量為菠菜的5倍以上。此外，維他命A與C也以小油菜較多，尤其維他命A較多，能夠輕易地滿足1日所需量。此外，也含有鉀、鐵、磷。

效用●維他命A能夠預防肌膚乾燥，鈣、鐵能夠預防貧血。此外，也能夠預防感冒、骨質疏鬆症、動脈硬化症等。

選擇方法、保存●艷綠、適當的大小者為良質品。

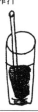

澀液少，適合用來榨汁

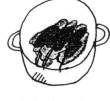

生吃或炒食都不會破壞維他命C

青江菜能夠預防成人病

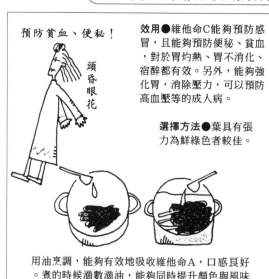

預防貧血、便秘！

頭昏眼花

效用●維他命C能夠預防感冒，且能夠預防便秘、貧血，對於胃灼熱、胃不消化、宿醉都有效。另外，能夠強化胃，消除壓力，可以預防高血壓等的成人病。

選擇方法●葉具有張力為鮮綠色者較佳。

用油烹調，能夠有效地吸收維他命A，口感更好。煮的時候滴數滴油，能夠同時提升顏色與風味。

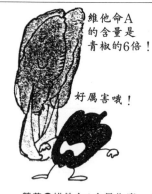

維他命A的含量是青椒的6倍！

好厲害哦！

營養●維他命A含量為青椒的6倍，煮過之後則為8倍。此外，維他命B群、C、鈣、鉀、鐵、食物纖維的含量都很豐富。

蘆筍能夠預防高血壓

選擇方法、保存●從根部到穗尖的粗細都很完整，根部的切口充滿水分者較佳。穗尖張開表示鮮度減退。可用保鮮膜包住直立存放於冰箱中。

營養●含有豐富的天門冬氨酸，能夠促進新陳代謝，提高蛋白質的合成。尤其集中在芽的部分。此外，也含有維他命A、B$_1$、B$_2$、C、E和鈣、鉀、磷等的礦物質。穗尖含有能夠強化微血管的芸香苷。

穗尖含有芸香苷

芽的部分含有天門冬氨酸

用保鮮膜包住

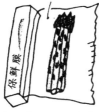

直立存放於冰箱中

作成果菜汁來喝

預防高血壓症、動脈硬化症

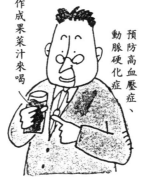

效用●芸香苷能維持微血管的柔軟，有助於預防動脈硬化、高血壓。天門冬氨酸能夠有效地消除疲勞，具有滋養效果。同時，能夠改善貧血，具有抗腫瘤的效果。

利用法●能夠攝取到藥效成分的天門冬氨酸，預防高血壓與動脈硬化症。

●作成果菜汁來飲用，較能夠攝取到天門冬氨酸。加上番茄、蘋果等其他的果菜，較易入口。此外，蘆筍的煮汁也具有效用。

★綠色比白色的蘆筍含有更多具有造血作用的葉酸。此外，也含有豐富的維他命類及礦物質。

煮汁的利用法

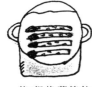

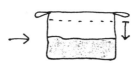

將4根綠蘆筍放入1ℓ的水中煮。

煮到半量為止，1日分3次飲用。

花椰菜的葉綠素具有卓效

營養●維他命C的含量為檸檬、青菜的2倍。此外，也含有豐富的維他命B₁、B₂、鈣、鉀、磷與食物纖維。莖的部分營養價高於花蕾部分，不要丟棄，可以利用。

不要丟掉，可以利用哦！

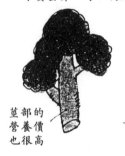

莖部的營養價也很高

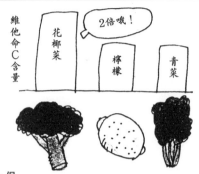

維他命C含量

花椰菜

2倍哦！

檸檬

青菜

選擇方法・保存●深綠色，花蕾結實、隆起者較佳。用熱水泡過放在冰箱內可以保存2～3天。

效用●維他命C能夠防止斑點、雀斑的產生，具有美肌效果。維他命A能夠強化粘膜，預防感冒。此外，葉綠素能夠降低血中的膽固醇，故能夠預防動脈硬化症與高血壓症。

番茄能夠預防高血壓與動脈硬化

增進食慾，預防胃癌！

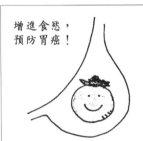

效用●果膠能夠降低膽固醇值，幫助脂肪消化。此外，維他命B₆能夠淨化血液，防止動脈硬化。防止鹽分攝取過多而造成鉀的積存，有助於預防高血壓。另外，能夠增進食慾，預防胃癌。

營養●主要成分為碳水化合物。也含有食物纖維中的果膠及維他命A、C、B₁、B₂、B₆、氨基酸、鐵、磷、鉀等。

利用法●考慮到營養面，最好生食。此外，也可以利用大量番茄來煮、烤或煮湯來食用。

選擇方法及保存

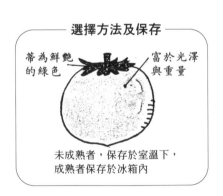

蒂為鮮艷的綠色

富於光澤與重量

未成熟者，保存於室溫下，成熟者保存於冰箱內

茄子能夠促進食慾且預防高血壓

營養●富含鈣、鐵。除此之外，沒有其他的營養價，但用植物油烹調很理想。植物油中含有亞油酸與維他命，藉此有助於排除膽固醇。

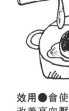

用植物油烹調！

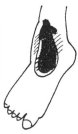

▶冰過的茄子對半縱剖，貼於患部，進行濕布療法，能夠治療扭傷、撞傷。

效用●會使身體冷卻，因此能改善高血壓、口內炎、血氣上衝等症狀。但是孕婦或手腳冰冷以及容易下痢的人，要控制攝取量。

選擇方法、保存●深紫色，皮具有彈性與光澤者較為新鮮。蒂的切口充滿水分，刺狀的部分有彈性是良質品。水分容易蒸發，要用保鮮膜包住，放在冰箱內保存。

▼去除茄蒂，日曬十天左右，再塗抹於患部，能夠治療牙痛、牙齦腫脹、舌尖糜爛等。

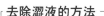
去除澀液的方法

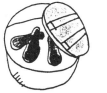

切過之後立刻會變色，因此要趕緊浸泡在水中。為避免上浮，要加蓋浸泡於水中約15分鐘。

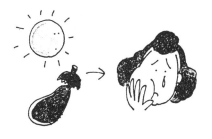

利用法●種子小，肉厚的秋茄最為美味。較大的茄子適合炒、炸來吃，細長的茄子適合用來烤。

可以炒、炸來吃

較大的茄子

選擇長條茄子

烤茄子

馬鈴薯能夠治療高血壓與胃潰瘍

營養●主要成分是醣類。此外,也含有不會因加熱而被破壞的維他命C。同時,也含有維他命B₁、食物纖維及鉀,熱量為同量的飯的一半左右,因此可以當成減肥食。

即使加熱,也能夠保留維他命C

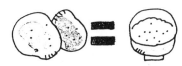

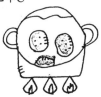

利用法●芽中包含有毒物質茄鹼,因此一定要去除。
男爵馬鈴薯含有醣類,吃起來甘甜,適合作成蘑菇馬鈴薯或馬鈴薯片。五月花容易爛,可用來燉煮或作成法式洋芋片。

效用●鉀能夠將過剩的鈉(鹽分)排出體外,預防高血壓。食物纖維能夠防止下痢與便秘。同時,可以預防腎臟病。也可以當成胃潰瘍、十二指腸潰瘍的治療食品

男爵　　　　五月花

蘑菇馬鈴薯
煮馬鈴薯

得救了!

炸洋芋片

法式洋芋片

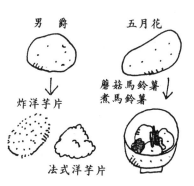

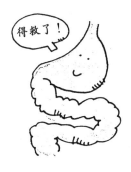

去除澀液的方法

涼快!!

選擇方法、保存●皮薄、表面沒有皺紋或受傷者為佳。略帶綠色者,苦味較強,風味也較差。一旦曬太陽時,容易發芽,要保存於通風良好的陰暗處。

一接觸空氣時就會變色,故切完之後要泡水

浸泡約20分鐘

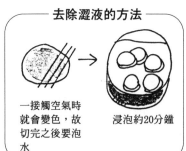

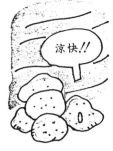

地瓜能夠預防肥胖

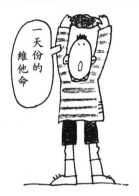

一天份的維他命

效用●纖維素和藥喇叭脂能夠消除便秘，預防大腸癌。維他命C能夠降低膽固醇值，有助於預防動脈硬化症、高血壓症與肥胖。同時，也能夠防止斑點、雀斑並預防感冒。另外，能夠消除壓力，強化視力，改善夜盲症。但是食用過量，容易積存廢氣，因此要適可而止。

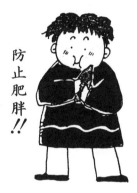

防止肥胖！！

營養●主要成分為醣類。富含維他命C，只要吃1條地瓜，就能夠攝取1日的必要量。此外，纖維素這種食物纖維能夠促進排便。藥喇叭脂可以淨化腸。同時，也含有胡蘿蔔素、維他命B_1、鉀等。

選擇方法與保存

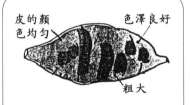

皮的顏色均勻　　色澤良好

粗大

前端萎縮，皮的部分發黑者為不良品。
保存時，用報紙包好，置於室溫下。以15℃為適溫，如果低於13℃，有變質的危險。

利用法●地瓜的維他命C耐熱，即使烤來吃，也會保留70%的維他命C，蒸食會留下57%。皮具有消除胃灼熱的作用，要一起吃。

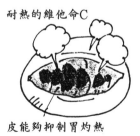

耐熱的維他命C

皮能夠抑制胃灼熱

★切口接觸到空氣時會發黑變色，應該趕緊浸泡在水中。

蒟蒻是食物纖維的供給源

營養●原料是蒟蒻芋。含有豐富的食物纖維，自古以來，就是廣為人知的淨化腸的食物。幾乎沒有營養價，為無熱量食品的代表。

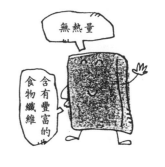

葡甘露聚糖

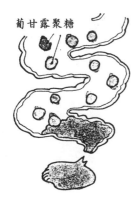

效用●葡甘露聚糖、食物纖維具有整腸作用，排除老廢物與毒素，藉此作用能夠預防便秘與肥胖，也能夠預防成人病。此外，葡甘露聚糖能夠降低膽固醇值，具有降低血糖濃度的作用，故對於糖尿病、高脂血症有效。此外，能緩和肌肉疼痛、增進食慾，但是不宜多吃。

去除凝固劑的方法

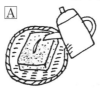

A

烹調前放在簍子中，用熱水澆淋。

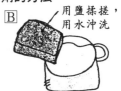

B 用鹽揉搓，用水沖洗

用鹽揉搓，用水沖洗，放入鍋中，加水一起煮滾。

▼肌肉疼痛、肩膀酸痛、腰痛時，煮好之後，將溫熱的蒟蒻用毛巾包住，進行溫濕布療法，能夠見效。同時，也有利尿作用。

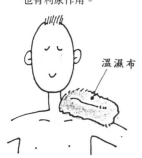

溫濕布

★多半被用來減肥。因為沒有營養價，所以光吃蒟蒻，會造成營養失調，必須與蔬菜搭配組合。

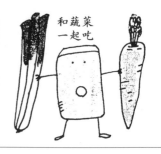

和蔬菜一起吃

牛蒡能夠預防大腸癌與直腸癌

食物纖維!!

成分多半為

效用●含量豐富的食物纖維，能夠消除便秘，預防大腸癌、直腸癌。此外，能夠降低膽固醇，防止動脈硬化。而且，具有強精、強壯的作用，能消除肌膚的煩惱，發揮止血、消炎、制菌作用等。種子可以做為利尿與解毒藥。

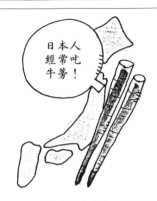

日本人經常吃牛蒡！

營養●只有日本人比較常吃牛蒡，其他的國家多半做為藥用。成分多為食物纖維，維他命C、鐵、鈣、鉀的含量很少。也含有能夠促進性荷爾蒙分泌的精氨酸，及提高腎功能的菊粉。

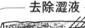

去除澀液

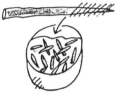

接觸空氣就會發黑，切過之後，要立刻浸泡在醋水中（水5杯加入1大匙醋）。

選擇方法、保存●牛蒡的香氣在皮，儘量選擇帶泥的牛蒡。此外，粗細均勻、表皮未損、鬚根較少者為良質品。帶泥的牛蒡，用報紙包住，保存於陰暗處。冬天斜放，也可以埋藏於庭院中。

利用法●抑制癌細胞發生的木素會由切口滲出，因此，最好削成小薄片。此外，牛蒡適合用油炒，能夠去澀液，口感良好。

喉嚨疼痛、牙齦浮腫時要喝煎汁

切成小薄片的牛蒡，取5～10g用1杯水煎煮。

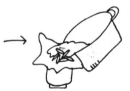

切煮成半量後冷卻，用來漱口。

蓮藕能夠預防高血壓與心臟病

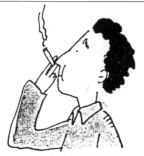

對老煙槍有效！

營養●是慶賀時不可或缺的料理。富含食物纖維，維他命C的含量與檸檬相同，也含有能夠消炎的鐵、鞣酸，以及維他命B_1、鉀等。

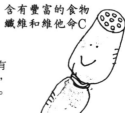

含有豐富的食物纖維和維他命C

效用●食物纖維能夠促進腸的功能，也具有降低膽固醇值的作用，能夠防止高血壓症、心臟病、糖尿病、痛風等。此外，維他命C能夠預防感冒及消炎。鐵、鞣酸對於十二指腸、胃潰瘍及流鼻血有效。且對於壓力與吸煙之害具有效果。

選擇方法與保存

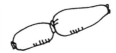

節與節之距離較長，切口較小，略帶褐色者為佳。

切開來賣時，要選擇孔內側為白色者

★用保鮮膜包住，保存於冰箱內

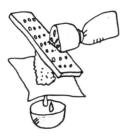

宿醉、血尿或流鼻血時，將生的蓮藕連皮擦碎喝其汁有效。

去除澀液的方法

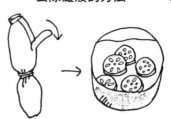

皮由上往下厚厚地削除，切開後泡醋水（5杯水：1杯醋）

蘿蔔與葉都具有豐富的營養

效用●澱粉酶對於胃不消化、胃灼熱、胃酸過多、宿醉等有效。食物纖物能夠預防大腸癌。同時具有止咳、去痰的作用。葉子陰乾的乾葉,可以做為沐浴劑使用,對於手腳冰冷症、神經痛、肩膀酸痛、腰痛具有改善作用。

●維他命C與澱粉酶不耐熱,最好將蘿蔔連皮擦碎作成蘿蔔泥比較理想。但是,要在食用之前才擦碎,否則會造成維他命C的流失。

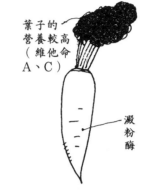

葉子的營養較高
(維他命A、C)

澱粉酶

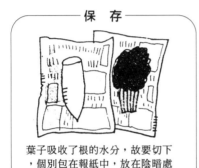

保 存

葉子吸收了根的水分,故要切下,個別包在報紙中,放在陰暗處保存,較能持久。

營養●蘿蔔的葉和皮等的利用範圍廣泛,是可以整體有效使用的蔬菜,葉的營養高於根,尤其富含維他命A、C。此外,也含有維他命B_1、B_2、鈣等的成分。根部含有消化酵素的澱粉酶,能夠促進消化吸收。

選擇方法●具重量感,色白帶有光澤者為佳。考慮到營養價的問題,最好選擇帶有葉子的蘿蔔,較具有利用價值。

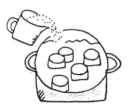

▲使用洗米水或加入米糠的水來洗,就能夠去除獨特的苦味或辣味。

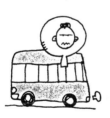

清爽

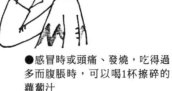

▲在擦碎的蘿蔔汁中加入少量的蜂蜜、薑汁一起混合飲用,能夠防止暈車。

●感冒時或頭痛、發燒,吃得過多而腹脹時,可以喝1杯擦碎的蘿蔔汁

竹筍能夠預防便秘與大腸癌

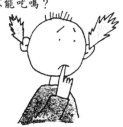

中耳炎患者不能吃嗎？

效果●豐富的食物纖維能夠預防便秘與大腸癌，同時能夠有效地減少膽固醇。但是，澀味中的草酸是結石的原因，結石症的人宜控制攝取量。此外，中耳炎、異位性皮膚炎患者宜避免攝取。

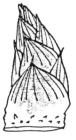

含有豐富的食物纖維

營養●富含食物纖維，但是蛋白質、維他命A、B$_1$、B$_2$、礦物質的含量較少，營養價值並不高。

穗尖可以用來涼拌或當成湯

中央可以煮來吃或作成竹筍飯

根部可以煮、炸來吃

選擇方法、保存●皮具有光澤、粗大且重者比較新鮮。根部的疣為紅色者表示纖維太硬，最好放棄。
保存時，生的竹筍連皮一起保存。煮過的話，則連煮汁一起保存於冰箱內。

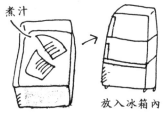

煮汁

放入冰箱內

▲根部較硬，可以切成細絲來煮或炸來吃，味道較好的中央部分可以煮來吃，或作成竹筍飯。穗尖可以涼拌或當成湯的菜碼。

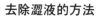

去除澀液的方法

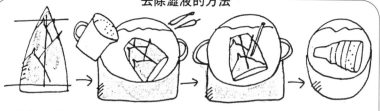

①穗尖及根部切下來，縱剖開。

②在大鍋中放入足夠的水，再放入1杯米糠、2根辣椒，用中火煮竹筍1小時。

③用竹籤刺根部，如果能夠通過，表示煮熟了，可以熄火，擱置一旁，直到冷卻為止。

④由鍋中取出，沖掉米糠。剝皮後，浸泡在乾淨的水中。

洋葱能夠增加好膽固醇

營養●含有維他命B_1、B_2、C、鈣、與磷。洋葱特有的刺激臭和腥味的根源，就在於硫化丙烯。這個成分能夠增加好膽固醇，防止血栓的形成。此外，能夠提高維他命B_1的吸收，促進新陳代謝。

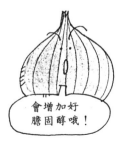

會增加好膽固醇哦！

效用●和豬肉、火腿等含有豐富的維他命B_1的食物一起吃時，能夠改善食慾不振、疲勞、失眠、精力減退等，也能夠預防動脈硬化症、高血壓症、心肌梗塞、腦梗塞及糖尿病。

和豬肉、火腿一起吃較好！

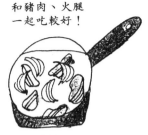

能夠有效地預防成人病

利用法●基本上，生吃具有藥效。為了增加好膽固醇，最好1日生吃1/2個洋葱。這時，不可浸泡在水中，以免辣味成分的硫化丙烯流失。喪失刺激物質的紫洋葱無效果可言。
若要溶解血栓或防止血栓形成時，不論生吃或加熱皆能夠奏效。

選擇方法●結實、較硬、皮乾燥者為佳。按壓時柔軟或多根者宜避免。嫩洋葱的水分較多，濕而皮白者為佳。

保存●洋葱不耐濕氣，要保存於通風良好的乾燥處。裝入網內吊起來也是一種好方法。

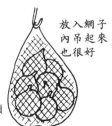

放入網子內吊起來也很好

▼淡褐色的皮煎汁，能夠預防動脈硬化、高血壓。

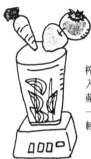

榨汁時，加入胡蘿蔔、蘋果、番茄一起飲用，較為順口。

皮的煎煮法

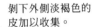
→
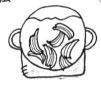

剝下外側淡褐色的皮加以收集。

1日煎煮5～10g的皮服用。

葱能夠治療感冒消除疲勞

覺得感冒時……

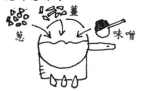

蔥花、薑、味噌放入滾水中略煮即可。這個蔥湯飲用後，能夠緩和感冒的症狀。

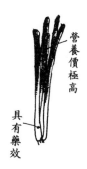

營養●含有豐富的維他命A、C、鈣、食物纖維。青葉的營養價較高，但是白色部分具有藥效。獨特的臭味來自硫化丙烯，能夠幫助維他命B$_1$的吸收。

效用●硫化丙烯能夠促進胃液的分泌，提高發汗的代謝作用，增進食慾、解熱，具有消炎作用。改善感冒與手腳冰冷症，消除疲勞。白色的部分具有藥效，能夠緩和感冒的初期症狀（頭痛、下痢等）。也具有解毒、鎮定神經的作用。

喉嚨痛時……

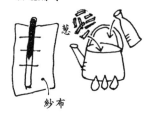

紗布

蔥切成5cm，用紗布包住，進行濕布療法。蔥絲加入日本酒、水煎煮，也有效果。

選擇方法、保存●長蔥要選擇葉的顏色鮮艷，白色部分緊繃結實者為佳。富於重量者為良質品，按壓時感覺柔軟者，不宜選購。用報紙包住，保存於陰暗處。

蔥能夠增進食慾，可以積極地用來當成麵或豆腐的藥味。此外，也能夠去除魚、肉的腥臭味。

預防夏日懶散症

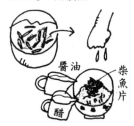

醬油　柴魚片　醋

切碎的蔥泡水，擰乾，再加上醋、醬油、柴魚片一起吃，能夠產生元氣。

治療失眠症

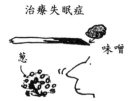

蔥　味噌

蔥具有鎮靜神經的作用，生蔥沾味噌吃或切碎來聞，能夠改善失眠症。但是容易盜汗的人，要控制攝取量。

高麗菜能夠改善胃腸的潰瘍

效用●食物纖維和鈣質能夠預防便秘，具有整腸效果。維他命C能夠預防感冒，有效地消除疲勞。此外，對於胃潰瘍、十二指腸潰瘍、精神安定、痛風也有效。

營養●深綠色的外葉含有維他命A，接近芯的部分，含有豐富的維他命C。也含有食物纖維、鈣，同時包含具有血液凝固作用的維他命K，以及防止潰瘍的維他命U。

深綠色的外葉含有維他命A

接近芯的部分含有維他命C

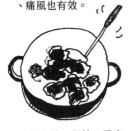

生吃有效，但炒、燙來吃能夠吃多一些。

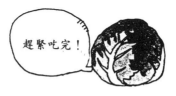

趕緊吃完！

選擇方法●富有重量感、緊繃者較佳。經過一段時日之後，維他命B₁、C會迅速流失。

白菜是食物纖維的寶庫

芯可以煮湯，用來預防感冒

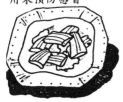

效用●維他命C能夠預防感冒。食物纖維能夠消除便秘，有助於預防大腸癌。是能夠暖身的蔬菜，將芯煮湯飲用，能夠預防感冒。

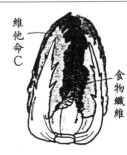

維他命C

食物纖維

醃漬菜

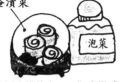

泡菜

要充分攝取維他命C，作成湯或燙火鍋，都是很不錯的吃法。作成醃漬菜，能夠保留大量的維他命C，具整腸效果。

營養●富含維他命C與食物纖維。芯的部分含有鉀、鈣、鐵、胡蘿蔔素。

選擇方法●緊緊地捲在一起，有重量感，切口新鮮者較佳。

西洋芹能夠降血壓與增進食慾

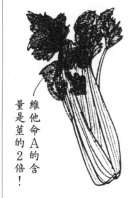

維他命Ａ的含量是莖的2倍！

營養●富含食物纖維以及維他命Ａ、Ｃ，也含有鈣、鉀、鐵，葉部的營養高於莖。

效用●食物纖維能夠預防便秘、降低膽固醇值，也具有降壓作用，預防動脈硬化症、淨血、利尿、健胃等作用。

選擇方法、保存●莖要選擇較寬者，與其只買1根，還不如買1整株，較為耐放。莖和葉要分別用保鮮膜包住，保存於冰箱內

利用法

生吃時，於吃之前浸泡在冰水中，口感良好。

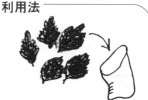

葉子可以燙、炒來吃，也可以炸食。切碎後裝入布袋中，可以當成沐浴劑使用。

芹菜能夠改善貧血與高血壓

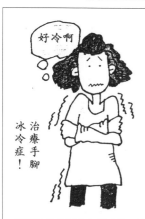

好冷啊

治療手腳冰冷症！

營養●為「春之七草」的一種，含有維他命Ａ、Ｃ及豐富的鐵、食物纖維，同時也含有鉀、鈣等。野生芹菜的營養價比栽培者更高。

效用●鐵、食物纖維具有降血壓及解毒作用，能夠改善動脈硬化、高血壓、黃疸。也能夠預防便秘、貧血。也具有發汗、保溫作用，對於感冒、手腳冰冷症有效。但是不宜過食。

選擇方法●莖的粗細均勻、葉為鮮綠者較佳。帶根者比較耐放。

煮的方法

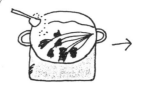

①為去除澀液，可以用加入鹽的滾水略燙

②撈出，瀝乾水分

薑能夠改善各種感冒症狀

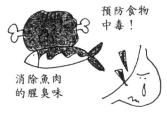

預防食物中毒！

消除魚肉的腥臭味

能夠消除魚肉的腥臭味，預防食物中毒，具有增進食慾的效果

選擇方法●顏色均勻，具有彈性者為佳。如為嫩薑，則芽為紅色、肌膚白色者為優。

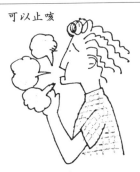

可以止咳

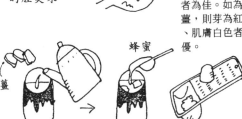

薑　蜂蜜

感冒時，將薄片的薑泡於滾水中，加入蜂蜜飲用有效。

擦碎的薑屑可以用來進行濕布療法，且對於止咳有效。

營養、效用●幾乎沒有什麼營養，辣味成分的薑辣素與薑油具有強大的殺菌力，有助於消化吸收。此外，具有發汗、解熱作用，對於感冒的初期症狀有效。同時，對於止咳、胃痛、下痢、暈車、噁心、手腳冰冷症都具效用。

芝麻能夠防止動脈硬化與老化

效用●大部分的脂質是亞油酸、油酸等的不飽和脂肪酸，能夠減少血液中的膽固醇，預防動脈硬化。亞油酸也具有鎮靜神經焦躁及壓力的作用。此外，維他命E能夠防止老化。鐵、鈣能夠預防貧血。對於眼睛疲勞、強壯、強精等也有效。

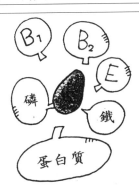

B₁　B₂　E

磷　鐵

蛋白質

營養●富含脂質及營養價極高的蛋白質，也含有鈣、維他命B₁、B₂、E、磷、鐵等。而黑芝麻的藥效高於白芝麻。

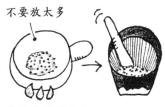

不要放太多

能夠促進消化！

保存●保存於溫度變化較小，沒有濕氣的場所。也可以放入瓶罐內密封，保存於冰箱中。為了保持芝麻的鮮度，吃之前，只取出必要量即可。

●芝麻油與少量的鹽混合，摩擦頭皮，能夠防止白髮及掉髮。

選擇方法●顆粒大小均勻具有光澤者為佳。

蒜能夠預防動脈硬化與血栓症

效用●自古以來，就知道能夠消除疲勞、增強精力，對於感冒的初期症狀及手腳冰冷症、神經痛、肩膀酸痛、支氣管炎等，都能夠加以改善。另外，能夠預防動脈硬化症與血栓症。但是生吃過量，會造成胃部不適，也會引起貧血，因此，1日只1塊即可。尤其是高血壓症或罹患眼疾的人，要節制用量。

營養●含有蛋白質、維他命B_1、B_2、C、醣類、鈣、磷、鐵，也含有能夠提高B_1的吸收且具強大抗菌作用的硫化丙烯，以及能使新陳代謝活性化的特殊成分。

選擇方法與保存

選擇較重、膨脹、白色者。

——剝開，用保鮮膜包住保存於冰箱內。

★能夠降低膽固醇的是臭味成分的蒜素，無臭蒜則沒有效果。

利用法●除了夏季以外，多為冷凍品。蒜芽也可以當成香味蔬菜使用，含有豐富的維他命B_1、C，而且能夠享受口感及蒜獨特的香氣。不論炒、燙來吃都不錯。切碎的蒜當成沐浴劑使用時，能使身體溫熱。

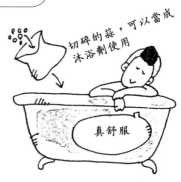

切碎的蒜，可以當成沐浴劑使用

真舒服

醬油泡蒜

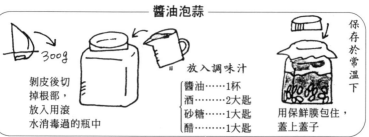

300g

剝皮後切掉根部，放入用滾水消毒過的瓶中

放入調味汁

醬油……1杯
酒………2大匙
砂糖……1大匙
醋………1大匙

用保鮮膜包住，蓋上蓋子

保存於常溫下

香菇能夠預防動脈硬化

營養●含有對於便秘、整腸有效的食物纖維，也含有造血作用所需的維他命B_2，以及能夠促進造骨作用的維他命D_2和豐富的維他命D。另外也含有能夠幫助血液代謝的香菇嘌呤。

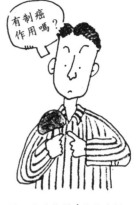

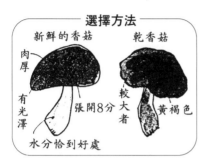

選擇方法

新鮮的香菇　乾香菇

肉厚

有光澤

張開8分

較大者

黃褐色

水分恰到好處

包括香菇在內，蕈類中所含的麥角甾酮，曬到太陽以後，就會成為維他命D。因此，曬乾的香菇比新鮮香菇含有更多量的維他命D。調理前曬太陽，就能夠提升維他命D的效果。

效用●香菇嘌玲能夠降低血液中的膽固醇值，預防動脈硬化與高血壓。此外，能夠幫助鈣質吸收的維他命D，具有強化牙齒骨骼的作用。同時，能夠改善失眠症、神經過敏、感冒。最近，香菇糖的成分被認為具有制癌作用，備受矚目。

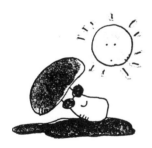

▶香菇中所含的維他命D和油一起攝取時，能夠提高吸收率，最好是炸或炒來吃。

最喜歡油

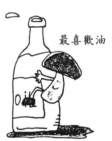

火烤過磨成粉，用滾水沖服

煎煮乾香菇

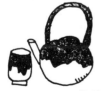

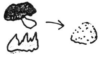

放入滾水中飲用

保存●新鮮香菇不要洗，放在冰箱內。因容易受傷，宜趕緊調理。如果是乾香菇，則放在加入乾燥劑的罐子中保存。調理時，用檸乾的毛巾擦除污垢即可。

能夠預防動脈硬化！

蕈類能夠預防動脈硬化與膽結石

選擇方法與保存

玉蕈
秋天是上市時節。傘不要過度張開、色深、莖白者較佳。要趕緊吃完。如果是乾燥物，則可以長期保存

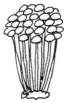

金菇
秋到冬天是上市時節。較硬、色白者為佳。鮮度容易流失，要及早吃完。

蘑菇
10～12月為上市時節。整體為白色、軸粗者為佳。用保鮮膜包住保存於冰箱內。最好趕緊吃完。

營養●蕈類的共通點，就是含有維他命B₂、食物纖維、多糖類。也含有能夠提升鈣質吸收的維他命D及抑制血壓上升的鉀等。

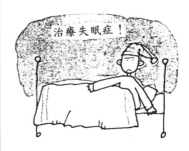

治療失眠症！

效用●蕈類的食物纖維，能夠整腸、消除便秘，同時具有降低膽固醇值的作用，對於動脈硬化、膽結石症有效。此外，豐富的維他命B₂具有造血作用，多糖類具有制癌作用。另外，維他命D能夠鞏固骨骼、牙齒，改善失眠症與神經過敏。

處理方法

玉蕈
切除蒂，用手辦成小瓣。

金菇
切除根部黃色的部分，辦成適當的大小。

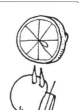

蘑菇
軸淺切之後，撒上檸檬汁。

墨魚能夠降低膽固醇值

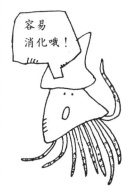

容易消化哦！

營養●含有良質蛋白質與氨基酸，為營養價值較高的低熱量食品。此外，還含有能夠降低膽固醇值的牛磺酸，以及防止老化的維他命E。很多人認為墨魚不易消化，其實不然。

效用●能夠充實氣力，創造體力。對於女性的無月經、停經、貧血等有效。對於手腳麻痺、耳鳴、精力減退也有效。

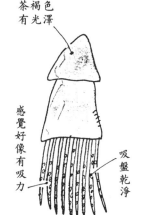

茶褐色有光澤

感覺好像有吸力

吸盤乾淨

選擇方法、保存●茶褐色、有光澤者為佳。足的吸盤乾淨、好像有吸力者較為新鮮。在新鮮時要及時調理。當然，去除內臟後可置於冰箱保存。

耳鳴

對於手腳麻痺有效

墨魚皮的剝法

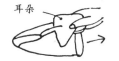

①從軀幹到足的根部剝下來，慢慢地將腳與內臟一併取出。

耳朵

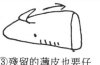

②拉著耳朵從鰭到軀幹剝皮，較容易剝下來。

③殘留的薄皮也要仔細去除。

★墨魚中央的骨烤焦後磨粉可用來止血。每餐飯後服用1～2g，對於胃潰瘍、十二指腸潰瘍也有效。

★生的魷魚乾不要烤，持續咀嚼，可以防止暈車、暈船。

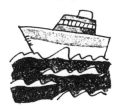

利用法●墨魚加熱過度會變硬，難以入口，要短時間烹調。此外，其墨的營養價很高，可加以利用。

墨魚的墨有很高的營養價

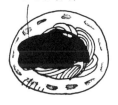

可以應用於料理中

章魚能夠預防動脈硬化

用來減肥！

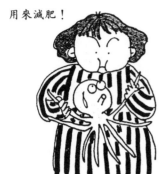

營養●含有蛋白質、鈣，以及具有降低膽固醇作用的牛磺酸。章魚的脂質、醣類減少，為低熱量的減肥食。但是需要很多時間來消化，所以胃腸較弱者不宜多吃

效用●牛磺酸能夠預防動脈硬化、消除疲勞、促進肝功能。此外，對於月經不順、產後的頭痛、頭暈、痔瘡也有效。因為要花很多時間消化，所以食物受到限制的人或想要減肥的人，也適合使用。

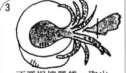

不要損壞墨袋，取出內臟丟棄。

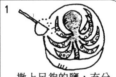

撒上足夠的鹽，充分的揉搓，去除粘液。

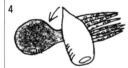

用水沖洗之後，以蘿蔔敲打，去除吸盤中的污垢。

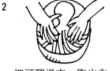

把頭翻過來，取出內容物，再用鹽揉搓。

治療頭暈！

選擇方法●吸盤牢牢附著在足上，帶有吸力者較為新鮮。如果是買煮好的章魚，則選擇沒有剝皮、小紅豆色者為佳。

— 煮　法 —

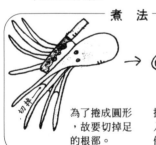

為了捲成圓形，故要切掉足的根部。

抓著頭，從足開始放入滾水中，然後上下倒過來，全部煮過。

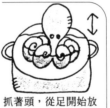

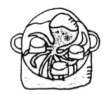

利用法●除非是新鮮的章魚，否則都要加熱處理，想要煮軟時，可放入大豆、蘿蔔一起煮。

沙丁魚能夠預防動脈硬化與血栓症

營養●含有豐富的良質蛋白質及脂質。脂質中幾乎都是能夠降低膽固醇值與中性脂肪的EPA（二十碳五烯酸），其鈣含量也領先其他的魚類。另外也含有豐富的維他命B_1、B_{12}、D。

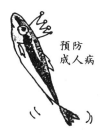

預防成人病

效用●脂質中的EPA，能夠有效地預防腦血栓症與動脈硬化症。此外，氨基酸之一的酪氨酸能夠防止老化，同時富含鈣質，能夠鞏固骨骼、牙齒，消除焦躁，有助於預防骨質疏鬆症。另外也可以預防包括高血壓在內的成人病。

剖開的順序

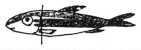

①菜刀從胸鰭的下方進入，切斷頭部。

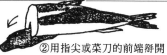

②用指尖或菜刀的前端辦開腹部，取出內臟與帶血的部分。

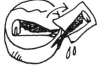

③放在稀釋鹽水中清洗腹部，用布拭乾水氣。

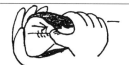

④左手拿魚，右手拇指抵住骨下，連魚尾都要捋住，分開魚肉和魚骨

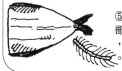

⑤在尾的根部折斷中骨，去除即可

選擇方法、保存●眼睛濕潤、肉富於彈性者為佳。腹部裂開表示不新鮮。容易喪失鮮度，要趕緊去除內臟加以調理。放置太久，脂質會氧化，出現惡臭。
此外，曬乾的魚，如果日曬天數不足，則要用保鮮膜包住保存於冰箱內，要儘早吃完。

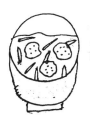

作成湯來喝，連骨都可以吃

利用法●新鮮的沙丁魚可以作生魚片或醋漬菜、鹽酥魚。為了攝取豐富的鈣，以炸成醋漬方式連小骨一起吃比較好。也可以煮湯來喝。
煮的時候可加些薑、梅乾、花椒，藉此能夠除臭。

★加工品的小魚乾有時比新鮮的魚更富營養價值。但是，如果鹽分過強，可以浸酒去除鹹味，然後再烹調，能夠添加美味。

虱目魚能夠促進血液循環預防心臟病

效用●脂肪中所含的EPA，能夠預防血栓症、動脈硬化、高血壓與心臟病。此外，維他命B₂能夠促進血液循環，有保持美肌的效果。同時，能夠健胃、強健體力、強化骨骼、牙齒。但是，過敏體質者食用後，會引起蕁麻疹、腹痛，故不可多吃。

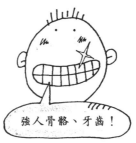

強人骨骼、牙齒！

營養●富含蛋白質、脂質，在維他命群之中，B₂的含量尤其多。帶血魚貝肉中含有能夠預防血栓症的EPA（二十碳五烯酸）以及鐵、維他命B群，故最好一併吃掉，才能提升效用。

選擇方式●皮有彈性、腹部閃耀銀色有彈性者為佳。鰓為鮮紅色者較好。此外，容易喪失鮮度，最好購買當日就吃完

選擇方法

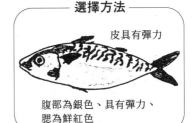

皮具有彈力

腹部為銀色、具有彈力、腮為鮮紅色

用鹽醃漬

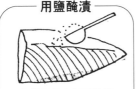

生的魚撒上適量的鹽，擱置片刻後，去除多餘的水分

利用法●可利用薑、味噌一起煮，藉此能夠消除特有的腥臭。用油炸來吃也不錯。生吃時，為了緊縮油脂較多的肉，可用鹽或醋醃漬，藉此可以消除腥臭味。

用醋醃漬

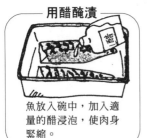

魚放入碗中，加入適量的醋浸泡，使肉身緊縮。

用薑、味噌來煮

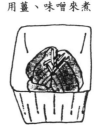

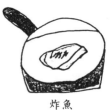

炸魚

鰺魚能夠預防血栓症與動脈硬化

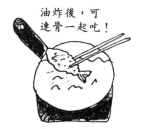

油炸後，可連骨一起吃！

營養●一般所說的鰺魚，是指「正鰺」。含有豐富的良質蛋白質、脂肪，為高脂肪、高熱量的魚。此外，也含有鈣、維他命B₁、B₂。小鰺魚油炸後，可以整條吃，藉此能夠充分攝取鈣質

效用●脂肪方面富含EPA（二十碳五烯酸）這種多價不飽和脂肪酸，能夠降低膽固醇值，有效地預防血栓症、動脈硬化症、腦中風、心臟病、高血壓等。

選擇方法

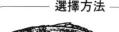

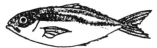

眼睛有透明感、閃閃生輝、腹部有彈力者為佳。此外，黃鱗清晰、體色為灰褐、黑褐色者比較新鮮。

保存●買回來後，要立刻取出鰓、內臟，撒上一層薄鹽，用保鮮膜包住，保存於冰箱內。

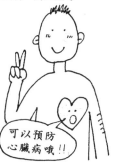

可以預防心臟病哦！！

鮪魚能夠預防腦血栓症與貧血

選擇方法●有光澤、肉色清晰者為佳。買冷凍鮪魚時，要避免在盒子內積存很多瘦肉汁的魚。

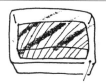

積存紅汁者勿買

營養●富含良質蛋白質及維他命A、B群、E、鐵等。依部位別來看，瘦肉部分含有蛋白質、鐵，肥肉含有脂肪、維他命E，尤其是能夠防止老化的維他命E，瘦肉中約含5倍的量。以瘦肉、中肥、大肥的順序，脂肪含量增多，擔心成人病的人，最好不要吃肥肉，以瘦肉為主。

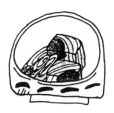

利用法●帶血魚貝肉富含維他命E、牛磺酸、鐵等，煮東西時可以一併放入。

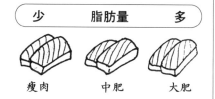

少　　　脂肪量　　　多

瘦肉　　　中肥　　　大肥

效用●脂質中所含的EPA（二十碳五烯酸）能夠降低膽固醇值，預防血栓症、動脈硬化症，也可以預防高血壓、防止老化，並且能夠預防貧血。

秋刀魚營養價極高能夠預防血栓

選擇方法

肉緊繃富於彈性者

腹部為銀白色者

帶有油脂者比較美味，但是容易氧化，要趕緊吃完。

營養●富含脂質與蛋白質、維他命A、B群、D、E、鈣、鐵等。秋天上市，營養價很高。

內臟也有營養，可以一起烹調。

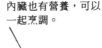

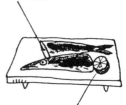

●新鮮的話，可作成生魚片或醋漬魚。與味噌一起煮或作成蒲燒秋刀魚，可減少腥臭味。

作成蒲燒秋刀魚也很美味！

效用●脂質含有降低膽固醇值的EPA（二十碳五烯酸），能夠預防腦血栓症、動脈硬化、腦中風、高血壓、心臟病等。

作鹽酥魚時，要添加蘿蔔泥與檸檬等柑橘類，能夠抑制烤焦所生成的致癌物質。

牡蠣能夠預防貧血與成人病

營養●有「海中牛乳」之稱，富含維他命、礦物質，營養價極高。也含有使肝功能活性化且能夠降低成為熱量源的糖原及膽固醇值的牛磺酸，容易消化吸收。

效用●鐵、銅、鎂都能夠預防貧血，牡蠣還能預防動脈硬化、心肌梗塞等成人病。也能夠消除疲勞，改善虛弱體質，對眼睛疲勞、血栓症的預防都有效。

對肝臟很好

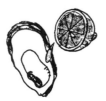

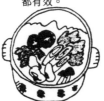

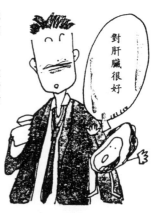

擔心食物中毒的人，可用鹽水略洗，再配上橙醋或蘿蔔泥一起吃。用火略微煮熟，更為安全。

作火鍋菜或炸、炒來吃時，要注意火候。煮太久會變硬，並且使得營養流失。

選擇方法●秋到冬天為上市季節（岩牡蠣為夏天）。肉為灰褐色、帶有光澤者較佳。5～8月為產卵期，營養價值較差。

蜆能夠改善貧血與虛弱體質

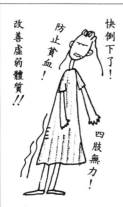

改善虛弱體質！！
防止貧血！
快倒下了！
四肢無力！

營養●富含維他命B_2、B_{12}，並含有可以和雞蛋相匹敵的良質蛋白質。
此外，也含有鈣、磷。蜆在貝類中是藥效較多的一種。

效用●鐵、維他命B_{12}能夠防止貧血，有效地改善虛弱體質。此外，維他命B_{12}、牛磺酸、胱氨酸等成分能夠提升肝功能。甘味成分琥珀酸能夠預防膽固醇的增加。

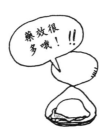

藥效很多哦！！

選擇方法●顆粒大而黑、殼緊閉，即使張開，一觸摸就會閉合者為佳。浸泡在純水中讓其吐沙，最好當天吃完

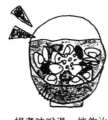

蜆煮味噌湯，能夠治療宿醉，消除眼睛疲勞。

蟹能夠有效地解熱並預防動脈硬化

營養●為低脂肪的蛋白質源，擔心肥胖的人可以多加利用。此外，具有解酒作用，也可以當成下酒菜來使用。含有維他命B_1、B_2、鈣，殼中含有食物纖維甲殼質。連殼一起烹調的河蟹，能夠有效地預防便秘

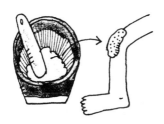

▲生蟹搗碎，塗抹於患部，能夠治療關節炎與濕疹。

選擇方法

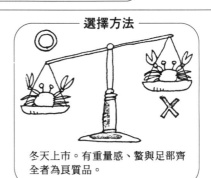

冬天上市。有重量感、螯與足部齊全者為良質品。

效用●除了解熱、解毒作用之外，也能夠降低膽固醇值，預防動脈硬化。此外，也具有強化骨骼、肌肉的作用，能夠強健足腰。蟹黃、蟹腦能夠幫助防止老化，但是吃太多時，身體會發冷，因此，容易下痢或手腳冰冷症的患者不宜多吃。

昆布能夠降低膽固醇值

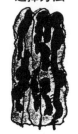

鋪有白粉、帶黑色、肉厚者為佳。

昆布表面的白粉富含甘味成分，使用時，勿去除白粉，只要用布輕輕拭去污垢即可

營養●含有食物纖維、維他命類，也含有能夠強化骨骼與牙齒的鈣，還有能夠促進新陳代謝的碘。另外，也包含良質蛋白質、鐵、磷、鉀等。

熬成高湯以後的昆布勿丟棄，可用來作佃煮或煮菜，也可以作成醋漬菜、涼拌菜等。

效用●食物纖維中所含的粘液能夠減少膽固醇值，預防動脈硬化、高血壓，有效地消除便秘。此外，也能夠防止老化、維持美肌、改善浮腫、治療甲狀腺障礙等

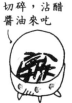

切碎，沾醋醬油來吃

在杯中放2～3根昆布，倒入滾水，加蓋，擱置一晚，次日早晨喝汁，能夠治療高血壓。使用過的昆布切碎，沾醋醬油來吃，也別有一番風味。

海帶芽能夠預防動脈硬化與便秘

營養●和昆布一樣，富含碘、鈣，為無熱量食品，也含有水溶性的食物纖維，能夠將膽固醇排出體外。

利用法●海帶芽過度泡水或加熱過度，會流失營養，口感較差。鹽藏海帶芽的處理方法是，先將鹽沖洗掉，用滾水略泡，趕緊撈起，放入冷水中浸泡。

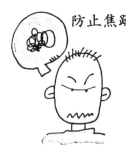

防止焦躁

效用●食物纖維能夠預防便秘，同時，也能夠預防動脈硬化、高血壓等成人病。此外，也能夠強化骨骼、牙齒、防止焦躁，改善浮腫並防止老化。

選擇方法●鮮綠色者為佳。如果是乾燥品，則要選擇充分乾燥、帶有光澤、發黑的海帶芽。

和油一併調理，能夠提升碘的吸收率。可以作成味噌湯，上面滴些油來吃。

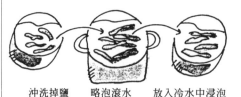

沖洗掉鹽　　　略泡滾水　　　放入冷水中浸泡

第四章

●需要了解的知識

能夠減少膽固醇的各種菜單

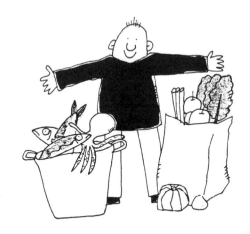

◎小番茄炒蒜

材料／4人份

小番茄	2包
蒜	1片
橄欖油	4小匙
細香葱	少許
鹽、胡椒	各少許

▶61大卡

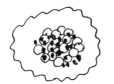

1 用橄欖油將切成薄片的蒜炒成金黃色，取出。

2 加入小番茄炒，撒上鹽、胡椒調味。

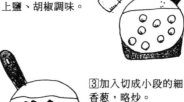

3 加入切成小段的細香葱，略炒。

◎海帶芽炒蕈類

材料／4人份

新鮮香菇	4朵
玉蕈	1包
蘿蔔苗	1包
乾燥海帶芽	16g
沙拉油	2小匙
鹽、酒	各2小匙
醬油	2小匙
蒜	適量

▶31大卡

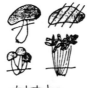

1 香菇去蒂，切成薄片，玉蕈掰開，蘿蔔苗的根切除，海帶芽用水浸泡還原，切成1口的大小。

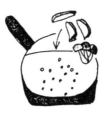

2 爆香蒜屑，加入香菇、玉蕈。

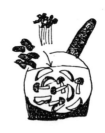

3 依序加入蘿蔔苗、瀝乾水分的海帶芽，用醬油、酒、鹽調味

材料／4人份

款冬…………………200g
油炸豆腐…………1片
香菇…………………3大朵
煮汁 ┌高湯…………¼杯
　　├酒、料酒各½大匙
　　└醬油…………½大匙
白芝麻………………4大匙
　　┌砂糖…………½大匙
　　│淡味醬油……½大匙
A　│鹽……………¼大匙
　　│醋………………1大匙
　　└貝煮汁………2大匙
芽菜…………………適量
▶91大卡

1款冬煮過之後去除水分，連皮切3公分長。

2油炸豆腐去油，對半縱切，切成細絲。香菇去蒂切細。

 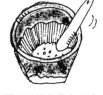

3用煮汁煮油炸豆腐、香菇，調味。

4用研鉢將芝麻研碎，直到出油為止，與A混合，和3與1涼拌，再撒上芽菜。

材料／4人份

胡蘿蔔………………100g
蒟蒻…………………80g
四季豆………………50g
鹽……………………少許
煮汁 ┌高湯…………⅔杯
　　│料酒…………1小匙
　　│砂糖…………2小匙
　　│醬油…………½小匙
　　└鹽……………⅓小匙
木棉豆腐……………½塊
白芝麻………………2大匙
　　┌砂糖…………2大匙
A　│鹽……………少許
　　└淡味醬油…⅔小匙
▶89大卡

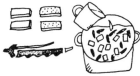

1胡蘿蔔、蒟蒻切成3cm的小段，煮過。四季豆用鹽煮，斜切。用煮汁煮，瀝乾汁氣，冷卻。

2豆腐放入鍋中搗碎，用水（2杯）煮過。等到汁為黃色時，攤在鋪上布的竹簍中，擰乾水氣，直到如耳垂般的硬度為止。

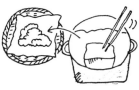

3白芝麻用研鉢研碎，加入冷卻的豆腐和A，再加入1涼拌。

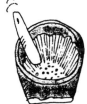

材料／4人份

茄子……………8個
薑………………1片
柴魚片…………適量
▶30大卡

1 切除茄子連蒂的部分。

2 架起鐵絲網，加熱之後，用大火烤茄子。在網上滾動，直到全體呈現燒烤的顏色且柔軟為止。

添上薑屑，
撒上柴魚片

3 烤過之後，立刻用水沖，邊沖水邊剝除皮。

4 用手擠乾茄子的水氣，沿著纖維的方向撕裂3～4道。

材料／4人份

青江菜……………4株
沙拉油……………2大匙
鹽…………………1小匙
水…………………1杯
▶69大卡

1 洗青江菜，瀝乾水分，對半縱剖。

2 在鍋中放入沙拉油，加熱之後，炒青江菜，加入鹽、水。

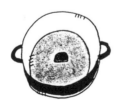

3 加蓋，用中火煮到柔軟為止，瀝乾汁氣，盛盤時，葉子放在中心。

下酒菜

材料／4人份
煮過的小章魚腳 1 盤份
小黃瓜…………… 3 條
小胡蘿蔔………… 8 個
細香蔥…………… 適量
鹽……………… 少許
蘸汁 ┌醋……… 5 大匙
│醬油…… 1 大匙
│高湯…… 1 大匙
│沙拉油… 2 大匙
└胡椒…… 少許
▶139大卡

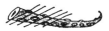

1章魚腳斜切成薄長條。

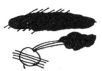

2小黃瓜切成與章魚條相同的形狀，放在稀釋的鹽水中泡軟。小胡蘿蔔切成薄圓片，浸泡在水中。

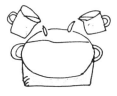

3醋、胡椒、高湯煮過之後冷卻，倒入沙拉油、醬油作蘸汁。

4將1、2與3涼拌，擱置片刻後盛盤。撒上切成小口的細香蔥。

材料／4人份
土當歸…………… 大 1 條
萬苣……………… 適量
醋味噌 ┌西京味噌… 3 大匙
│高湯…… 2 小匙
└醋……… 1 大匙
芽菜…………… 少許
細葉芹………… 少許
▶59大卡

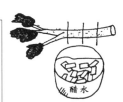

醋水

1土當歸切成4〜5cm長，去皮，切成圓片，浸泡在醋水中。

2萬苣用手瓣開，清洗之後，瀝乾水氣。

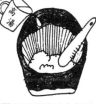

高湯

3在西京味噌中加入少許的高湯，慢慢調溶，加入醋混合。

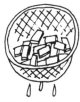

4瀝乾土當歸的水分，和萬苣一起盛盤，添上芽菜、細葉芹，淋上醋味噌醬。

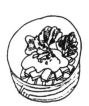

材料／4人份
豌豆片…………200g
鹽………………少許
生海帶芽………50g
土當歸…………1根
新鮮洋蔥………½個
醋………………4大匙
醬油……………3大匙
▶41大卡

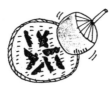

①豌豆片用鹽煮，攤在簍子內，用扇子搧涼。

②用水洗淨海帶芽、煮過，浸泡於冷水中再瀝乾水氣。

③土當歸削去厚皮，切成薄圓片，浸泡在冷水中。

④新鮮的洋蔥切成薄片，材料全部盛盤，淋上醋、醬油調拌。

材料／4人份
生海帶芽 ………50g
小黃瓜…………2條
小胡蘿蔔………8個
核桃……………8個
　　　沙拉油…4大匙
　　　鹽………⅓小匙
調味　醋………3大匙
醬　　砂糖……1小撮
　　　芥茉醬…½小匙
▶165大卡

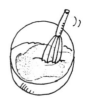

①用水清洗生海帶芽，再以滾水澆淋，然後立刻浸泡於冷水中冷卻，擱置7～8分鐘，瀝乾水分，去除鹽。

②乾炒核桃，剝除薄皮，略切。

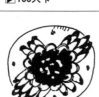

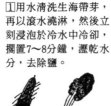

③小黃瓜用板子拍打、洗過之後，斜切成薄片。小胡蘿蔔切成薄圓片，各自浸泡在冷水中。

④混合調味醬的材料，淋在盛蔬菜的器皿中。

材料／4人份

蛤仔肉…………………150g

A ｛水、酒…各1大匙
　　鹽………………少許

茼蒿…………………1束

鹽………………………少許

粉絲…………………少許

芥末醬油

　｛醬油…………1大匙
　　砂糖…………1小匙
　　芥末醬…………少許
　　蛤仔煮汁……2大匙

▶40大卡

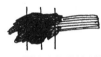

②去除茼蒿的硬部，用鹽煮，浸泡於冷水中，冷卻後瀝乾水氣，切成3～4cm長。

①將蛤仔肉放入簍子內，用鹽水略洗，瀝乾水氣。放入鍋中，加入A煮。瀝乾水氣，冷卻。汁勿捨棄。

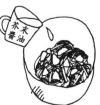

③用熱水略泡粉絲，用冷水沖洗，切成3～4cm長，瀝乾水氣。

④在大碗中放入芥末醬油，蛤仔、茼蒿、粉絲一起涼拌。

材料／4人份

玉蕈…………………100g

金菇…………………100g

新鮮香菇…………10朵

蘑菇…………………10個

蒜………………………1片

荷蘭芹…………………少許

沙拉油………1½大匙

奶油…………1½大匙

檸檬薄片…………適量

鹽、胡椒……各少許

▶52大卡

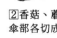

①玉蕈去蒂，金菇去除茶色的部分，各分為小房。

②香菇、蘑菇去軸，傘部各切成4塊。

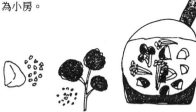

③蒜、荷蘭芹切碎。

④用奶油、沙拉油炒蒜屑，再加入蕈類，用大火炒，加入鹽、胡椒調味。熄火，撒上荷蘭芹碎屑，並添上檸檬薄片。

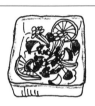

◎蘿蔔牛肉燒

材料／4人份
薄片牛瘦肉………100g
蘿蔔……………4cm
醬油……………少許
▶40大卡

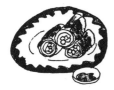

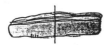

1牛肉對半縱切。

2鐵絲網上放肉的一面先加熱，用中火燒，再將肉攤在上面烤熟。

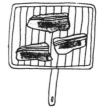

3蘿蔔切成4cm長，厚約5mm的正方形。用牛肉捲蘿蔔沾醬油吃。

◎金槍魚胡蘿蔔沙拉

材料／4人份
胡蘿蔔……………2條
鹽………………½小匙
洋蔥……………½個
金槍魚罐頭……大1罐
法式調味醬……5大匙
荷蘭芹……………適量
▶161大卡

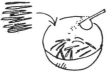

1胡蘿蔔削皮，切成4cm的細絲，撒上鹽，擱置20分鐘。

2洋蔥切碎，用布包住，邊用水沖邊輕捏，去除辣味，擰乾水氣。

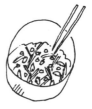

3金槍魚罐頭的油倒掉，用叉子搗碎。

4完全去除胡蘿蔔的水氣，混合洋蔥、金槍魚、調味醬，盛盤，撒上荷蘭芹。

◎蝦仁燒賣

材料／4人份
蝦子	400g
洋葱	½個
A { 鹽、胡椒	各少許
酒	2大匙
蛋白	½個份
太白粉	1大匙
燒賣皮	20片
芥末、醬油	適量
萵苣	適量
▶97大卡	

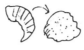

1 蝦子去殼，用菜刀拍成泥狀。

2 在1中加入A、洋葱碎屑，用太白粉調節硬度。

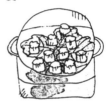

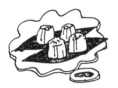

3 使用奶油刀將2包在燒賣皮中。

4 蒸籠中擺上萵苣，用大火蒸8分鐘。沾芥末醬來吃。

◎高野豆腐煮物

材料／4人份
高野豆腐	4塊
乾香菇	8朵
豌豆片	適量
A { 高湯	2杯
低鹽醬油	2大匙
酒	2大匙
砂糖	2大匙
鹽	適量
▶117大卡	

1 乾香菇用水浸泡30分鐘，還原，去蒂，削成薄片（浸泡汁勿丟棄）

2 將高野豆腐浸泡在大量的水中，加蓋，柔軟之後，用手掌壓，約換水3次，擠乾。

鋁箔紙

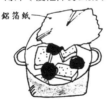

添上豌豆片

3 香菇汁中加上A，煮滾之後，排上2。香菇鋪在上面，用鋁箔紙蓋住，以中火煮到煮汁乾了為止。

4 豌豆片去筋，用鹽略煮。高野豆腐切成3cm正方形，和香菇一起盛盤。

材料／4人份

雞胸肉‧‧‧‧‧‧‧‧‧‧‧‧1塊
酒‧‧‧‧‧‧‧‧‧‧‧‧‧‧‧2大匙
茄子‧‧‧‧‧‧‧‧‧‧‧‧‧2條
油‧‧‧‧‧‧‧‧‧‧‧‧‧‧½小匙
芝麻油‧‧‧‧‧‧‧‧‧‧1大匙
薑‧‧‧‧‧‧‧‧‧‧‧‧‧‧‧1片
長葱‧‧‧‧‧‧‧‧‧‧‧‧½根
醬油‧‧‧‧‧‧‧‧‧‧‧‧2大匙
花椒‧‧‧‧‧‧‧‧‧‧‧‧適量
▶70大卡

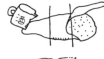

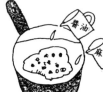

① 雞胸肉去皮3等分，撒上酒，用保鮮膜包住，以微波爐加熱3～4分鐘，撕成細長條。

② 茄子去蒂，縱剖為4半，皮塗上油，用保鮮膜包住，以微波爐加熱3～4分鐘以後，斜切成1cm的長度

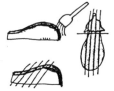

③ 鍋中倒入芝麻油，用小火炒薑、長葱，加入醬油作成湯汁。用湯汁涼拌雞肉與茄子，撒上花椒。

材料／4人份

雞胸肉‧‧‧‧‧‧‧‧‧‧‧6塊
太白粉‧‧‧‧‧‧‧‧‧‧適量
豆芽菜‧‧‧‧‧‧‧‧‧‧¼包
細香葱‧‧‧‧‧‧‧‧‧‧7根
乾香菇‧‧‧‧‧‧‧‧‧‧2朵
薑‧‧‧‧‧‧‧‧‧‧‧‧‧‧‧1片
酒‧‧‧‧‧‧‧‧‧‧‧‧‧‧‧1大匙
鹽‧‧‧‧‧‧‧‧‧‧‧‧‧‧‧少許
鴨兒芹‧‧‧‧‧‧‧‧‧‧適量
芥末、醋‧‧‧‧‧‧‧‧適量
醬油‧‧‧‧‧‧‧‧‧‧‧‧適量
▶60大卡

※用醋、芥末、醬油作成湯汁

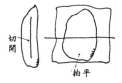

① 雞胸肉切開；撒上太白粉，放在保鮮膜上拍平、攤開，對半切開。

② 豆芽菜去除鬚根，煮過。細香葱切成小段。用溫水浸泡乾香菇，使其還原。薑切絲。

③ 用雞肉包住②，緊緊包住，勿打開。

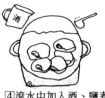

④ 滾水中加入酒、鹽煮③，盛盤，撒上鴨兒芹

肉　類

◎嫩雞蒸檸檬

材料／4人份
嫩雞胸肉‥‥‥‥‥2塊
A{
酒‥‥‥‥‥1大匙
醬油‥‥‥‥‥1大匙
砂糖‥‥‥‥‥1大匙
}
太白粉‥‥‥‥‥2大匙
檸檬‥‥‥‥‥½個
▶87大卡

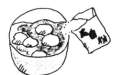

1 雞胸肉的油脂去除，切成1口的大小，用A揉搓，加上太白粉再揉。

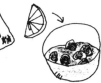

2 檸檬切成薄半月形，留下裝飾用的5片，其他一起融入1中，擱置10分鐘。

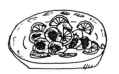

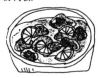

3 將2移到耐熱皿，用保鮮膜包住，放在微波爐中加熱7～8分鐘（中途攪拌）。

4 略微攪拌，只取出雞肉，添加裝飾用的檸檬。

◎雞肉塞香菇

材料／4人份
雞絞肉‥‥‥‥‥200g
香菇‥‥‥‥‥20朵
酒‥‥‥‥‥少許
蔥‥‥‥‥‥1根
胡蘿蔔‥‥‥‥‥少許
蛋白‥‥‥‥‥1個份
太白粉‥‥‥‥‥1大匙
A{
蛋黃‥‥‥‥‥1個份
鹽、胡椒‥‥‥各少許
}
調味汁{
酒‥‥‥‥‥1大匙
米酒‥‥‥‥‥2大匙
醬油‥‥‥‥‥3大匙
}
沙拉油‥‥‥‥‥適量
▶182大卡

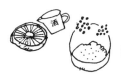

1 香菇去軸，除去污垢，撒上少許酒。蔥、胡蘿蔔切成細絲，雞絞肉與A混合。

2 蛋白與太白粉混合，塗抹在香菇的傘裡，塞入菜碼，直到隆起為止。

3 香菇塞入菜碼的一端朝下，放在鍋中煎，變色之後再翻面，用火煎熟。

4 調味汁的材料煮滾之後放入3，一邊搖晃鍋子，使調味汁沾到所有的材料，煮到汁收乾為止。

材料／4人份

雞翅	300g
青辣椒	12根
紅辣椒、蔥	各2根
蛋白	½個份
鹽	少許
太白粉	2小匙
花生	50g
蒜	1片

A
甜麵醬	1大匙
砂糖	2小匙
醬油	1大匙
醋	½大匙
鹽	¼大匙
酒	1大匙

沙拉油	少許

▶330大卡

事先準備

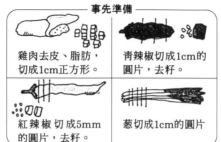

雞肉去皮、脂肪，切成1cm正方形。

青辣椒切成1cm的圓片，去籽。

紅辣椒切成5mm的圓片，去籽。

蔥切成1cm的圓片

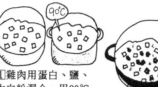

①雞肉用蛋白、鹽、太白粉混合，用90℃的油炸，瀝乾油。花生用150～160℃的中溫炸。

②用熱油依序炒蒜屑、切成圓片的蔬菜和雞肉，加上A與花生

材料／4人份

薄片牛肉	200g
蒜	1片
菠菜	2束
鹽	少許

調味汁
低鹽醬油	2大匙
醋	3大匙
酒	4大匙
麻油	1大匙
紅辣椒粉	少許

▶162大卡

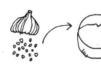

①蒜屑與調味汁的材料調拌後擱置一旁。

②洗好的菠菜在滾水中加入鹽來煮。用手抓住葉子，莖較硬的部分煮軟之後，再將葉的部分放入滾水中浸泡，撈起，放在簍子內瀝乾水分

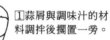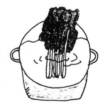

③將牛肉片放入滾水中略燙，撈起，放在簍子內，盤中放入菠菜、牛肉，淋上調味汁。

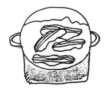

肉　類

材料／4人份
薄片牛瘦肉‥‥‥‥200g
鹽、胡椒‥‥‥‥各少許
鬆軟白乾酪‥‥‥‥70g
蒜‥‥‥‥‥‥‥‥½片
山葵泥‥‥‥‥‥¼小匙
麵粉‥‥‥‥‥‥‥適量
蛋汁‥‥‥‥‥‥1個份
麵包粉‥‥‥‥‥‥適量
▶247大卡

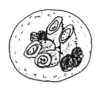

①鬆軟白乾酪和蒜屑、山葵泥混合。

②攤開撒上鹽；胡椒的牛肉，中央放入1小匙多的①，包起來

麵粉　　蛋汁　　麵包粉

③將②依序沾麵粉、蛋汁、麵包粉，用中溫的油炸到金黃色為止，對半切開，盛盤。

材料／4人份
牛腿肉‥‥‥‥‥‥400g
鹽、胡椒‥‥‥‥‥少許
蒜‥‥‥‥‥‥‥‥1片
佐料汁A
　砂糖‥‥‥‥‥‥少許
　醬油‥‥‥‥‥3大匙
　酒‥‥‥‥‥‥4大匙
　醋‥‥‥‥‥‥4大匙
沙拉油‥‥‥‥‥1小匙
薄片蔬菜
　長蔥‥‥‥‥‥‥½根
　大葉‥‥‥‥‥‥6片
　襄荷‥‥‥‥‥‥5根
　紫洋蔥‥‥‥‥‥½根
　蘿蔔‥‥‥‥‥‥25g
▶195大卡

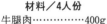

①煮滾佐料汁A。

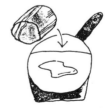

②牛肉撒上鹽、胡椒，擱置10分鐘，用大火煎

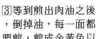

③等到煎出肉油之後，倒掉油，每一面都要煎，煎成金黃色以後，放入冰水中。

④略微去除熱度之後，瀝乾水氣。加入放入薄片蒜的碗中，擱置10分鐘，切成薄片，和先切薄片再切成絲的蔬菜一起盛盤。

材料／4人份

薄片豬肉	300g
番茄	1個
西洋芹	2根
大葉	4片
浸泡還原的海帶芽	1/3杯
太白粉	適量

佐料汁
醋	1/3杯
醬油	1/3杯
水	5大匙
砂糖	1/2小匙
豆瓣醬	1/2小匙
麻油	2小匙
薑汁	1塊份
研碎的白芝麻	1大匙

▶291大卡

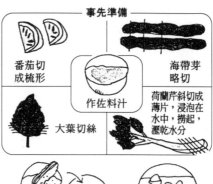

事先準備

番茄切成梳形

海帶芽略切

作佐料汁

大葉切絲

荷蘭芹斜切成薄片,浸泡在水中,撈起,瀝乾水分

太白粉

[1]在豬肉薄薄地撒上一層太白粉,每一片放入滾水中,煮熟後,放入冷水中,再於冰水中浸泡,撈出,放在簀子內瀝乾水分

[2]冷卻之後盛盤,並放入西洋芹、海帶芽,添上大葉、番茄。

材料／4人份

豬絞肉	200g
絹濾豆腐	2塊
蔥	2根
荷蘭芹	少許
沙拉油	2大匙
豆瓣醬	1小匙
湯	1杯

A
醬油	2大匙
酒	1大匙
鹽	1/2小匙
砂糖	1/2小匙
胡椒	少許
太白粉(用等量的水)	1大匙

▶288大卡

[1]豆腐略微瀝乾水分,切成1cm厚。蔥斜切為1cm的長度,荷蘭芹切碎。

[2]蔥、絞肉依序炒,炒熟之後,放入豆瓣醬與A,全部拌炒。

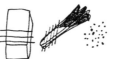

[3]倒入湯,煮滾之後加入豆腐,煮15分鐘,使味道溶入。

[4]用水調溶的太白粉倒入鍋中勾芡,盛盤,撒上荷蘭芹屑。

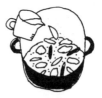

肉　類

材料／4人份

豬里肌肉	30g×8片
鹽、胡椒	少許
麵粉、麵包粉	適量
蛋汁	適量
長蔥	1根
淡色辣味噌	2大匙
酒	1大匙
沙拉油	2大匙

▶159大卡

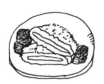

1用保鮮膜包住豬里肌肉，用報紙拍打到大小增加為1倍時，撒上鹽、胡椒。

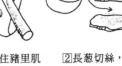

2長蔥切絲，與味噌、酒混合，用1的肉夾住。

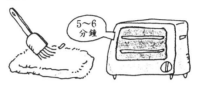

5～6分鐘

3將2依序沾麵粉、蛋汁、麵包粉，塗抹油，在烤箱中烤5～6分鐘，直到略焦為止。

材料／4人份

香腸	大小各6條
高麗菜	½個
洋蔥	1個
番茄	1個
A　湯塊	1個
水	3杯
肉桂	2片
鹽	少許

▶231大卡

1高麗菜切成4半，洋蔥、番茄切成梳形。

2香腸對半切開，擱置一旁

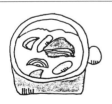

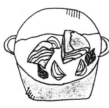

3在大鍋中放入高麗菜、洋蔥、A、肉桂，用較弱的中火蒸煮半小時

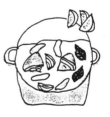

4加入香腸，用小火煮15分鐘，加入番茄煮5～10分鐘，用鹽調味即可。

材料／4人份

若鷺 …………150g
牛奶 …………100cc
蒜泥 …………½片
鹽、胡椒………各少許
上新粉…………少許
荷蘭芹…………適量
檸檬……………½個
▶98大卡

添上檸檬，撒上荷蘭
芹屑。

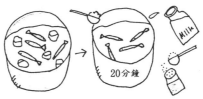

①用冰水洗若鷺，瀝乾水分。牛奶、蒜屑、
鹽、胡椒混合，將若鷺浸泡於其中約20分鐘

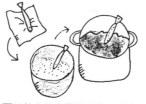

②用乾布拭去①的水氣，撒上
上新粉，用高於中溫的油迅速
炸過。

③荷蘭芹切
成碎屑。

材料／4人份

小章魚…………生1條
蘿蔔……………適量
鹽………………適量
酒………………⅔杯
A { 料酒 …………½杯
    醬油 …………⅓杯
醋………………少許
菊花……………6個
柚子皮…………1個份
▶172大卡

添上切成絲的柚子
皮與菊花。

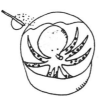

①章魚用大量的鹽搓洗
，然後用水沖洗，去除
粘液。

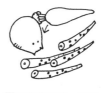

②用蘿蔔輕拍，切除
腳尖。

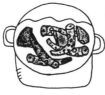

③用大量的水煮，去除
澀液，加入酒，邊加水
邊煮到軟為止，放入A

④菊花用加入少許醋
的滾水略燙，瀝乾水
分。

魚貝類

材料／4人份

正鰹…………………4塊
酸橘…………………2個
青紫蘇………………4片
醃汁｛料酒…………5大匙
　　　醬油…………3大匙
　　　酒……………2大匙
沙拉油………………2大匙
▶238大卡

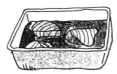

①正鰹連皮切成容易吃的大小，浸泡在醃汁中10分鐘。

②用沙拉油煎瀝乾汁氣的①。煎成美麗的顏色以後，取出，倒掉煎油

添上酸橘和青紫蘇

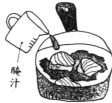

③魚放入煎鍋中，倒入醃汁。一邊移動鍋子，一邊煎魚。

醃汁

材料／4人份

鰹魚片………………4塊
長葱…………………½根
西洋芹菜……………2根份
薑……………………1片
醃汁｛醬油…………1杯
　　　酒……………½杯
　　　水……………½杯
　　　砂糖…………2大匙
　　　胡椒…………少許
▶152大卡

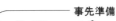

事先準備

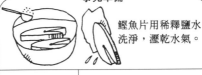

鰹魚片用稀釋鹽水洗淨，瀝乾水氣。

葱切成段

用菜刀拍碎帶皮的薑以及西洋芹葉。

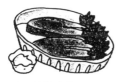

沾蛋黃醬來吃

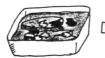

①醃汁倒入碗中，將香味蔬菜和鰹魚放入醃5小時。

②用170℃中火的烤箱烤到表面略焦為止

◎法式炸比目魚

材料／4人份

比目魚…………4塊
牛奶……………½杯
鹽、胡椒………各少許
麵粉（高筋麵粉）適量
沙拉油…………1大匙
奶油……………1大匙
荷蘭芹…………4朵
馬鈴薯…………4個
荷蘭芹屑………少許
檸檬……………½個
▶230大卡

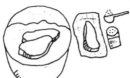

①比目魚用稀釋的鹽水洗過，瀝乾水分，浸泡在牛奶中20分鐘，瀝乾水氣，撒上鹽、胡椒。

②在煎鍋中放入沙拉油、奶油，加熱之後，放入事先沾過麵粉的比目魚。用較強的中火煎到金黃色，再用小火煎3～4分鐘即可。

用剩下的油炸分成小朵的荷蘭芹。

撒上荷蘭芹屑。

添上檸檬、馬鈴薯、荷蘭芹

③馬鈴薯削皮煮軟之後，倒掉湯，用小火乾炒，撒上粉。

◎蝦球玉蕈

材料／4人份

蝦子……………130g
鹽………………⅓小匙
　　┌蛋白………½個
A　┤高湯………2大匙
　　└酒…………1大匙
太白粉…………2大匙
高湯……………3½杯
低鹽醬油………1小匙
鹽………………½小匙
蘿蔔苗…………½包
玉蕈……………¼包
柚子皮…………適量
▶81大卡

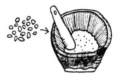

①蝦子去殼，剁碎，用研缽搗成糊狀，加上鹽調拌，加入A，用太白粉調節硬度。

②煮蘿蔔苗，將①放在同樣的湯中煮熟，浮起來之後撈出。

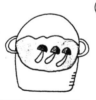

③高湯在鍋中煮滾，放入小房的玉蕈略煮

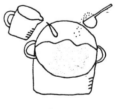

④在高湯中加入低鹽醬油和鹽調味，一起盛入碗中，添上柚子皮。

魚貝類

材料／4人份
花椰菜…………………1株
鹽………………………少許
蝦仁…………………200g
A ┌酒………………1大匙
　├鹽………………少許
　└太白粉…………1小匙
蛋白………………2個份
B ┌湯………………½杯
　├酒………………2大匙
　├鹽………………⅓小匙
　├胡椒……………少許
　└太白粉…………1大匙
葱………………………1根
蒜………………………1片
沙拉油………………2小匙
▶88大卡

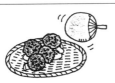

②將A放入
蝦仁中調拌

蛋白打散，
與B混合

①花椰菜分成小房，
用加入鹽的滾水煮過
之後，放在簍子內，
用扇子搧涼。

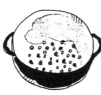

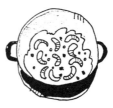

③沙拉油在鍋中加熱
之後，放入葱屑、蒜
，用小火炒。

④炒香之後，用大火炒
蝦仁，加入蛋白，炒軟
，再舖於花椰菜上。

◎蝦子炒花椰菜

材料／4人份
花椰菜…………………1株
乾貝…………………8個
鹽、胡椒………各少許
蒜………………………1片
荷蘭芹………………適量
鰹魚…………………2塊
麵包粉………………3大匙
乳酪粉………………3大匙
橄欖油………………1½大匙
▶168大卡

事先準備

乾貝橫切
成薄片，
撒上鹽、
胡椒。

花椰菜用
加入鹽的
滾水煮熟
之後，撈
出冷卻。

蒜、荷蘭芹、鰹魚
切碎，加上麵包粉
、乳酪粉、鹽、胡
椒調拌。

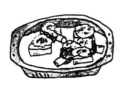

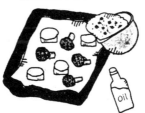

在舖著鋁箔紙的
鐵板上排好乾貝
、花椰菜，再將
切碎的材料撒上
，淋上橄欖油，
用200℃的烤箱
烤5分鐘。

◎烤乾貝花椰菜

材料／4人份

沙丁魚…………中 8 尾
番茄醬（450g的罐頭）
………………………1 罐
檸檬…………………¼個
披薩用乳酪………100g
沙拉油………… 1 ½大匙
奶油………………適量
鹽、胡椒…………各少許
荷蘭芹……………少許
▶380大卡

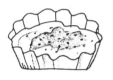

烤好之後，撒上荷蘭芹

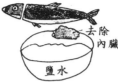

去除內臟
鹽水

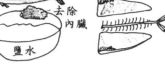

① 沙丁魚去頭、內臟，用鹽水清洗。

② 對半切開成3片，去除腹骨。瀝乾水分，撒上鹽、胡椒。

③ 從有皮的一面開始用沙拉油煎沙丁魚。兩面煎成金黃色以後，淋上檸檬汁

④ 在烤盤中塗奶油，依序鋪上番茄醬⅓、沙丁魚半量、番茄醬⅓、沙丁魚半量、番茄醬⅓、乳酪，然後用200℃的烤箱烤到金黃色為止。

材料／4人份

沙丁魚…………中 8 尾
梅乾………………4 個
紅紫蘇（和梅乾一起醃漬者）……………少許
薑………………大 1 塊

煮汁｛
水……………………1 杯
醬油…………………4 大匙
料酒…………………2 大匙
酒……………………2 大匙
砂糖…………………1 大匙
｝

▶261大卡

① 沙丁魚去除內臟，洗淨。裝在碗中時，朝下的一面用菜刀劃數刀。

② 梅乾、紅紫蘇用水清洗，薑切成薄片。

③ 在薄鍋中放入煮汁，與②煮滾。

④ 沙丁魚放入鍋中，不要重疊，開小火。撈起泡沫與澀液，一邊轉動煮汁一邊煮。

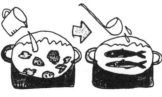

材料／4人份

沙丁魚	……	中4尾
洋蔥	……	¼個
西洋芹	……	3 cm
A	蛋	½個
	鹽	⅓小匙
	麵包粉	⅙杯
	麵粉	1大匙
鮮奶油	……	3大匙
湯	沙丁魚煮汁	4杯
	湯塊	1個
鹽、胡椒	……	各少許
金菇	……	100g
胡椒草	……	適量

▶190大卡

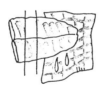

1沙丁魚對半剖開，瀝乾水氣，切成寬2cm的塊狀。

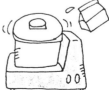

2洋蔥、西洋芹切成適當的大小，沙丁魚和A放入調理鍋中，煮軟之後，放入鮮奶油。

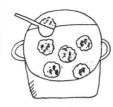

3用湯匙將2撈到滾水中煮，汁過濾，用湯、鹽、胡椒調味，加入金菇煮滾。最後撒上胡椒草。

◎沙丁魚湯

材料／4人份

鰈魚	……	2尾
麵粉	……	適量
煮汁	高湯	⅔杯
	三杯醋	⅔杯
	砂糖	2大匙
	醬油	2大匙
紅辣椒	……	2根
細香蔥	……	1根

▶172大卡

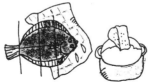

1鰈魚用水清洗，瀝乾水氣，去尾。切成3～4塊，沾麵粉，用180℃的油炸。

2煮汁放入鍋中煮滾之後，將炸好的鰈魚放入。紅辣椒去蒂及籽，切成小口。

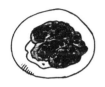

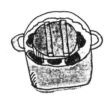

3加蓋，用小火煮5～6分鐘，中途淋煮汁，使全體入味。盛盤，撒上切成小口的細香蔥，擱置1小時以上。

◎鰈魚南蠻煮

◎醋味噌拌鮪魚

材料／4人份

鮪魚（生魚片用）	200g
海帶芽	50g
醋	適量
冬蔥	½束
薑	½片
醋味噌〔紅味噌	2½大匙
〔砂糖	1½大匙
〔醋	1½大匙
高湯	2大匙
芥末醬	1小匙

▶108大卡

事先準備

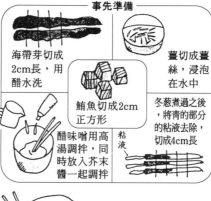

海帶芽切成2cm長，用醋水洗

鮪魚切成2cm正方形

薑切成薑絲，浸泡在水中

冬蔥煮過之後，將青的部分的粘液去除，切成4cm長

醋味噌用高湯調拌，同時放入芥末醬一起調拌

粘液

海帶芽、冬蔥、鮪魚用醋味噌涼拌。
盛盤，撒上薑絲

◎西式鮭魚煮蔬菜

材料／4人份

新鮮鮭魚（上身）	200g
馬鈴薯	2個
胡蘿蔔	½根
洋蔥	1個
薄片培根	3片
煮汁〔魚湯	5杯
〔鹽	⅔小匙
〔胡椒	少許
〔肉桂	1片
荷蘭芹屑	適量
乳酪粉	2大匙
沙拉油	2大匙
奶油	2大匙
鹽、胡椒	各適量

▶268大卡

1 鮭魚切成一口的大小，撒上鹽、胡椒（如果是鹹鮭魚，要先去除鹹味）。

2 馬鈴薯、胡蘿蔔切塊，洋蔥切成梳形，培根切成2cm寬。

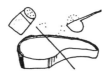

3 鍋中放入沙拉油和奶油，炒培根和蔬菜，再放入煮汁、鮭魚一起煮。

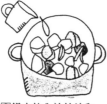

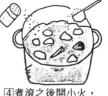

4 煮滾之後開小火，去除澀液。等到蔬菜煮軟之後，撒上鹽、胡椒。盛盤，撒上乳酪粉和荷蘭芹。

材料／4人份

鯵魚	4尾
太白粉	1大匙
鹽	適量

五目醬
乾香菇	4朵
洋葱	1個
胡蘿蔔	½根
煮過的竹筍	1根
豆芽菜	100g
沙拉油	1大匙

豌豆片 20g

綜合調味醬
香菇汁＋水	2杯
鹽	½小匙
醬油、醋	3大匙
砂糖、太白粉	2大匙

▶155大卡

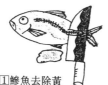

① 鯵魚去除黃鱗、內臟，用水洗淨，撒上鹽，擱置20分鐘。

② 瀝乾水氣，沾太白粉，用180℃的油炸，盛盤。

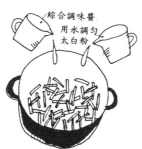
綜合調味醬
用水調勻太白粉

③ 乾香菇浸泡還原，其他蔬菜切絲。依材料表的順序炒拌，加入調味料。煮滾之後，加入1倍量的水。調勻太白粉，勾芡。豌豆片煮過之後，斜切，撒入鍋中。

材料／4人份

文蛤（帶殼）	15個
萵苣	4片

香味蔬菜
葱、薑、荷蘭芹、西洋芹碎屑	各1大匙
紅辣椒屑	少許

A
醬油、醋各	1大匙
酒、麻油各	1大匙
砂糖	⅔小匙
豬油	少許
番茄醬	3大匙

▶114大卡

① 文蛤吐沙後用水洗淨，放入鍋中，用水煮。開口後，取出冷卻。

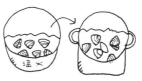
② 萵苣切成細絲，浸泡在冷水中，具有青脆的口感。瀝乾水分，鋪在器皿中。

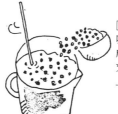
③ 吃之前，將A與香味蔬菜放在一起，作成香味醬。文蛤鋪在萵苣上，淋上香味醬。

◎咖哩炒馬鈴薯

材料／4人份

馬鈴薯…………300g
青椒……………2個
胡蘿蔔…………50g
蔥………………7cm
沙拉油…………3大匙
A｛醬油…………⅓大匙
　砂糖…………1小匙
　酒、醋…各1大匙
咖哩粉…………1小匙
太白粉（用1倍量的水調溶）………½小匙
鹽………………少許
▶170大卡

事先準備

馬鈴薯切絲，用水浸泡

胡蘿蔔切成細絲

青椒切成細絲

葱切成葱花

①在滾水中放入胡蘿蔔，煮滾之後，加入馬鈴薯，再煮滾之後，取出，放在簍子中瀝乾水分

②用½大匙的油把青椒炒熟，撒上鹽，用剩下的油依序炒葱、咖哩粉、胡蘿蔔、馬鈴薯。放入A，用太白粉勾芡。

◎甘藷煮昆布

材料／4人份

甘藷……………400g
海帶絲…………20g
沙拉油…………2大匙
高湯……………1½杯
A｛砂糖…………3大匙
　米酒…………1大匙
　鹽……………½小匙
　醬油…………1大匙
▶220大卡

①甘藷連皮切塊，浸泡在水中，炒之前，瀝乾水分。

②海帶絲去除沙子，用溫水浸泡還原。放在簍子內，瀝乾水氣，切成適當的長度。

③在厚鍋中放入甘藷；海帶絲略炒，加入高湯。煮滾之後，加入A，加蓋，用中火煮25～30分鐘，一直煮到汁收乾為止。

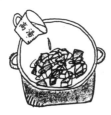

降低膽固醇的飲食　130

◎馬鈴薯蒸鰹魚

材料／4人份

馬鈴薯…………… 4個
洋葱……………… 大1個
蒜………………… 1片
鰹魚……………… 30g
沙拉油…………… 1小匙
鹽、胡椒………… 各少許
水………………… 50cc

▶151大卡

1馬鈴薯去皮，切成2～3mm的厚度，浸泡冷水。

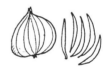

2洋葱切成薄片。

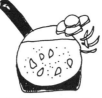

3煎鍋中倒入油，用小火炒蒜、鰹魚碎屑，再加入馬鈴薯、洋葱，用中火炒。

4全部淋上水，加蓋蒸煮10分鐘。馬鈴薯熟了以後，再撒上鹽、胡椒調味。

◎南瓜淋汁

材料／4人份

南瓜……………… 800g
高湯……………… 1½杯
砂糖……………… 2½大匙
鹽………………… 1小匙
醬油、酒………… 各1大匙
淋汁

A {
豬絞肉………… 100g
高湯…………… 1杯
砂糖、酒各1大匙
醬油…………… 1大匙
米酒…………… 2小匙
鹽……………… ¼小匙
太白粉（用1倍量的水調溶）少許
薑汁…………… 1小匙
}

▶188大卡

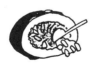

1用湯匙挖出南瓜籽，皮剝成條紋狀，切成大塊

2放入高湯的南瓜煮5～6分鐘，依序加入砂糖、鹽、胡椒、酒。煮軟之後，再用小火煮到汁收乾為止。

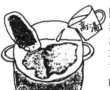

3煮南瓜時，可以作淋汁。首先在鍋中放入高湯和調味料，煮滾之後再加入絞肉，等顏色變了之後，加入用水調溶的太白粉勾芡，再加上薑汁，淋在南瓜上。

材料／4人份

栗南瓜…………½個
高湯……………1 ½杯
砂糖……………5大匙
醬油……………1大匙
鹽………………少許
▶98大卡

1 南瓜去籽，削掉幾處的皮。

2 切成較大的梳形，每一塊3等分。

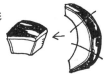

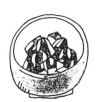

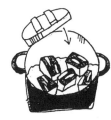

3 高湯、調味料、南瓜用大火煮，煮滾之後，改用中火加蓋繼續煮，中途多次搖動鍋子，煮到汁收乾為止，再用大火略煮即可。

材料／4人份

蓮藕……………250g
胡蘿蔔…………30g
木耳……………4片
銀杏……………8個
青紫蘇…………4片
蝦米……………3大匙
麵粉……………2大匙
蛋白……………1個份
醋、鹽…………少許
▶200大卡

事先準備

蓮藕削皮，浸泡醋水

木耳浸泡還原，去蒂，和胡蘿蔔、青紫蘇一起切成細絲

銀杏剝殼，用鹽煮，剝去薄皮，2等分

蝦米切成碎屑

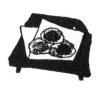

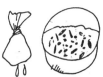

1 蓮藕敲碎，用布瀝乾水氣，加入麵粉、蛋白、少許鹽，和菜碼混合

2 用湯匙將1放在170℃的油中，炸到金黃色為止。

降低膽固醇的飲食　132

材料／4人份

蘿蔔‧‧‧‧‧‧‧‧‧‧‧‧‧500g
胡蘿蔔‧‧‧‧‧‧‧小1根
豬絞肉‧‧‧‧‧‧‧‧‧150g
薑‧‧‧‧‧‧‧‧‧‧‧‧‧‧‧‧1塊
沙拉油‧‧‧‧‧‧‧‧1大匙
高湯‧‧‧‧‧‧‧‧‧‧1½杯
A ┌酒、砂糖‧‧1大匙
　└味噌‧‧‧‧‧‧‧‧2大匙
醬油‧‧‧‧‧‧‧‧‧‧‧少許
太白粉（用等量的水調
溶）‧‧‧‧‧‧‧‧‧‧‧1大匙
▶172大卡

煮過的蘿蔔葉切成小口

①蘿蔔、胡蘿蔔切塊
，薑切成碎屑。

②熱沙拉油，先放入薑
、絞肉，再加入蘿蔔、
胡蘿蔔拌炒。

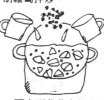

③加入高湯煮滾，再
加入A，蓋上蓋子，
用較弱的中火煮。

④直到蔬菜煮軟之後
，加入少許的醬油調
味，再倒入用等量水
調溶的太白粉勾芡。

◎煮蘿蔔

材料／4人份

蘿蔔乾 ‧‧‧‧‧‧‧‧‧50g
牛蒡‧‧‧‧‧‧‧‧‧‧‧½根
麻油‧‧‧‧‧‧‧‧‧‧1大匙
高湯‧‧‧‧‧‧‧‧‧‧‧½杯
A ┌砂糖‧‧‧‧‧‧⅔大匙
　├醬油‧‧‧‧‧‧2大匙
　├酒‧‧‧‧‧‧‧‧1大匙
　└料酒‧‧‧‧‧‧½大匙
辣椒粉‧‧‧‧‧‧‧‧‧少許
▶97大卡

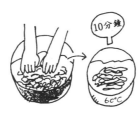

10分鐘

①蘿蔔乾充分洗
淨，瀝乾水分。
在60℃的水中浸
泡10分鐘。

②將①擰乾，去除水氣
，切成易入口的大小。
牛蒡切成薄片，浸泡在
水中。

③用麻油將②以大火
炒過，加入A與高湯
煮5分鐘。熄火，撒
上辣椒粉。

◎蘿蔔乾煮牛蒡

材料／4人份
白菜…………小 1 株
帶殼蛤仔…………400g
細香蔥…………3 根
酒…………2～3 大匙
湯塊…………1 個
沙拉油、胡椒…………少許
▶42大卡

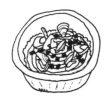

①白菜整個洗淨，圓切成5cm的寬度。

②在深的碗中，薄薄塗上一層油。白菜的切口朝上，鋪在碗中。撒上碎的湯塊、酒、胡椒。

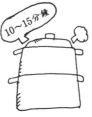

③將②放到蒸籠中蒸10～15分鐘。

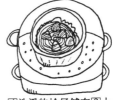

④洗淨的蛤仔鋪在③上，蒸到張開口為止，撒上切成小口的細香蔥，再蒸一下。

材料／4人份
白菜…………小 ½ 株
培根…………200g
湯塊…………1 個
番茄醬…………2 大匙
肉桂…………2 片
玉米澱粉（用1倍量的水調溶）…………少許
▶135大卡

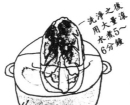

①白菜從芯開始沈入滾水中，煮到8分熟，撈出，放在簍子中瀝乾水氣。

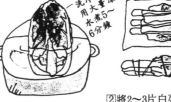

②將2～3片白菜鋪在保鮮膜上，再將培根重疊鋪於其上，用保鮮膜捲起。然後撕開保鮮膜，用章魚線綁住。

③用平底厚鍋煮滾1杯水，依序放入湯塊、②、肉桂，用大火煮滾之後，開小火，撈出澀液，再用較弱的中火煮20～25分鐘。一邊攪拌煮汁一邊煮。

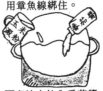

④煮汁中放入番茄醬一起煮，再以用水調溶的玉米澱粉勾芡，淋在切成1口大小的白菜上。

材料／4人份

韮菜花	1束
胡蘿蔔	小½根
薄片豬肉	100g
淋汁 醬油	1½大匙
醋	1大匙
砂糖	½小匙
麻油	1大匙
蒜屑	½小匙
鹽、沙拉油	少許

▶120大卡

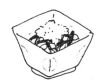

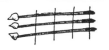

① 韮菜花根部較硬處摘除1cm，切成3～4cm的長度。

② 胡蘿蔔削皮，切成3～4cm粗的細絲。豬肉也切絲。

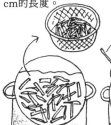

淋少許沙拉油

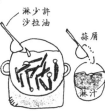

蒜屑

淋汁

③ 在滾水中加入少許鹽，再放入豬肉煮。變色之後，加入胡蘿蔔。煮軟之後，撈起，放在簍子中瀝乾。

④ 滾水中放入沙拉油，煮韮菜花，然後撈出，放在簍子內冷卻，作好淋汁，淋在蔬菜上。

材料／4人份

小油菜	1束
油炸豆腐	2片
高湯	1杯
醬油	1大匙
砂糖	1大匙
鹽	少許

▶60大卡

① 用鹽煮小油菜，放在水中冷卻。擰乾水氣，切成3～4cm的長度。

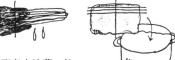

② 油炸豆腐對半橫切之後，切成7mm寬度。略燙之後撈起，放在簍子內瀝乾水分

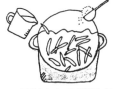

③ 用中火煮高湯和油炸豆腐5～6分鐘，再加入砂糖煮10分鐘。加入醬油。

④ 油炸豆腐入味之後，加入小油菜，用筷子調拌，煮2～3分鐘

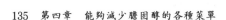

材料／4人份
花椰菜…………大1株
沙拉油…………4大匙
鹽………………1小匙
A ┌酒……………1大匙
  ├醬汁…………少許
  └砂糖…………⅓小匙
螃蟹（罐頭）…小1罐
冬蔥……………1根
B ┌酒……………2大匙
  ├雞湯…………1杯
  └薑汁…………少許
鹽………………½小匙
胡椒……………少許
蛋白……………1個份
太白粉（用1倍量的水
調溶）…………2小匙
▶124大卡

①花椰菜分成小房，浸泡在水中。冬蔥斜切。蟹肉挖出。

②2大匙沙拉油與鹽混合，加熱之後，再加入花椰菜與A，加蓋，用小火煮2分鐘。

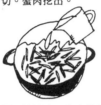

③熱沙拉油，依序放入冬蔥、蟹、B煮1分鐘，加入用水調溶的太白粉、鹽、胡椒後熄火。

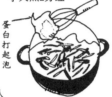

蛋白打起泡

④蛋白打起泡，將③再溫熱，加入蛋白混合。

材料／4人份
高麗菜…………½個
水煮乾貝（罐頭）小1罐
水………………160cc
A ┌醬油…………2大匙
  ├麻油…………2大匙
  ├酒……………3大匙
  ├鹽……………少許
  └砂糖…………1小匙
紅辣椒…………2根
蒜………………1片
薑………………小1片
荷蘭芹碎屑……2根
▶139大卡

※盛盤，撒上荷蘭芹碎屑

①乾貝的水煮罐頭汁和調味料A與水混合。

②紅辣椒去籽，乾貝肉瓣開，蒜、薑切成薄片。

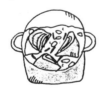

③高麗菜縱切成大塊，排在厚鍋中，撒上②，淋上①的汁。

④蓋緊鍋蓋，一直蒸煮到高麗菜柔軟為止。趁著清脆時熄火。

蔬 菜

◎炸胡蘿蔔

材料／4人份

胡蘿蔔	1根
四季豆	50g
小乾白魚	45g
麵衣 蛋	1個
水	½杯
麵粉	¾杯
太白粉	1大匙
蘸料、蘿蔔泥	適量

▶160大卡

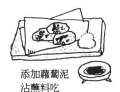

添加蘿蔔泥
沾蘸料吃

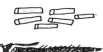

①胡蘿蔔切成4cm長
度的細絲,四季豆去
筋,斜切成薄片。

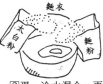

②蛋、冷水混合,再
加上麵粉、太白粉調
拌。

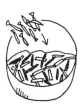

③在②中放入①與小
乾白魚,略微混合。

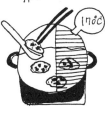

④用木杓慢慢地將
③放入鍋中,以170
℃的油炸。

◎奶油煮青江菜

材料／4人份

青江菜	300g
薄片火腿	5片
鮮奶油	4大匙
A 湯塊	1個
酒	2大匙
太白粉	½大匙
鹽、胡椒	少許
沙拉油	少許

▶110大卡

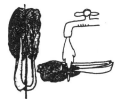

①青江菜淺削去根
,對半縱切,辮開
根部,用水沖洗,
擱置一旁。

②在大量滾水中放入鹽
、沙拉油。青江菜從根
部放入,略燙之後,撈
出,瀝乾。
火腿切絲。

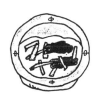

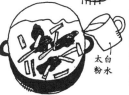

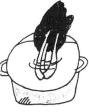

③鍋中倒入1杯湯
,煮滾之後,加入
②、A、鮮奶油略
煮。用鹽、胡椒調
味,再用太白粉水
勾芡。

太白
粉水

◎八寶菜

材料／4人份

乾香菇……………… 5朵
薄片豬腿肉……… 100g
青江菜……………… 2株
洋蔥、煮過的筍各½個
胡蘿蔔…………… 5 cm
蒜芽 ……………… 50g
A ⎰酒……………… 1 小匙
　⎱醬油、薑汁
　　……………… 各½小匙
B ⎧香菇汁……… 1 杯
　⎪湯塊……………½個
　⎨鹽…………… ½小匙
　⎪砂糖………… 1 小匙
　⎩醬油、胡椒…少許
沙拉油………… 2 大匙
麻油…………… 2 小匙
太白粉（用等量的水調
溶）……………… 少許
▶151大卡

1 乾香菇泡水一夜
（香菇汁勿丟棄）
。豬肉切成一口的
大小，浸泡於A中

2 香菇切成薄片，
青江菜對半切開，
洋蔥切成梳形，胡
蘿蔔切成短條，煮
過的竹筍和蒜芽切
成一口的大小，略
煮。

3 鍋中熱沙拉油，依序
放入豬肉、洋蔥、竹筍
、香菇、青江菜、胡蘿
蔔、蒜芽共炒，加入B
，略微煮滾。用太白粉
水勾芡，淋上麻油。

中華鍋

◎燉湯

材料／4人份

馬鈴薯……………… 2個
胡蘿蔔……………… 1根
西洋芹……………… 1根
洋蔥………………… 1個
蕪菁………………… 2個
高麗菜……………… ¼個
蒜…………………… ½個
鹽………………… 適量
胡椒……………… 適量
湯………………… 4杯
配菜
　⎧葛菜………… 適量
　⎪丁香………… 3 粒
　⎨荷蘭芹莖…1～2根
　⎪月桂葉……… 1 片
　⎩黑胡椒粒…… 5 粒
▶62大卡

事先準備

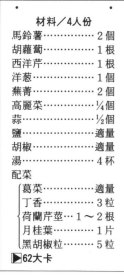

	胡蘿蔔	西洋片	蕪菁
馬鈴薯削皮	削皮分成4等分	去筋分成3等分	去皮，對半切開
高麗菜	洋蔥	蒜	配菜 葛菜和香辛料
連芯切成適當的大小	留下芯，分成4半	橫切為2	用章魚線綁住

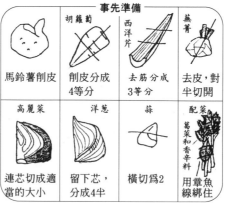

在1杯水中放入¼個湯塊
作成湯。鍋中放入事先預
備好的材料，去除澀液，
煮30分鐘～1小時，用鹽
、胡椒調味。

降低膽固醇的飲食　**138**

蔬　菜

材料／4人份

西洋芹…………… 6 根
胡蘿蔔…………… 5 cm
洋蔥……………… ½個
薄片培根………… 2 片
湯塊……………… 1 個
荷蘭芹…………… 少許
▶50大卡

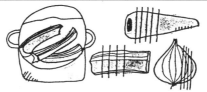

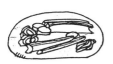

撒上荷蘭芹碎屑

1西洋芹去筋，整條用滾水煮軟，瀝乾水氣。

2胡蘿蔔、洋蔥切成薄片，培根切成4cm的寬度。

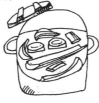
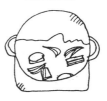

3在鍋中排胡蘿蔔、洋蔥、培根、西洋芹。大量的水中放入湯塊，加蓋，煮到柔軟為止。

4取出荷蘭芹，盛盤。繼續煮，煮汁調味，從上方淋入剩下的材料。

◎芹菜湯

材料／4人份

牛蒡……………… 大 2 根
培根……………… 5 片
奶油……………… 少許
沙拉油…………… 1 大匙
鹽、胡椒………… 各少許
▶150大卡

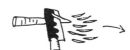

1用菜刀薄薄地削去牛蒡皮，牛蒡斜切，浸泡在水中15～20分鐘。

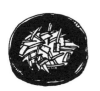

2培根切成寬約1cm的條狀，煎鍋中放入奶油，加熱之後，放入培根炒到捲起為止。

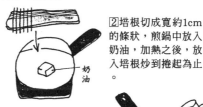

3培根的油脂流出之後，加上沙拉油，去除牛蒡的水氣，加入拌炒。炒軟之後，撒上鹽、胡椒調味。

◎炒牛蒡

材料／4人份

木綿豆腐	2塊
高菜	100g
小魚乾	30g
麻油	½大匙
白芝麻	1大匙
醬油	1大匙
紅辣椒	1根
香菜	少許

▶172大卡

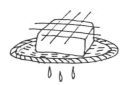

①木綿豆腐切成2cm正方形，放在簍子中瀝乾水分。

②小乾白魚淋上滾水，去除鹽分、腥臭味

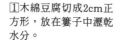

③高菜切成小塊

④紅辣椒切成小口。

⑤用麻油炒紅辣椒、小魚乾、高菜，再加上醬油、白芝麻。

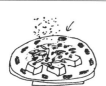

在豆腐上淋上⑤，鋪上香菜

材料／4人份

木綿豆腐	2塊
萬能蔥	11塊
蓮藕	100g
乾貝（罐頭）	100g
鹽、胡椒	適量
蛋	1個
沙拉油	2小匙
蘿蔔	適量
大葉	1片

▶150大卡

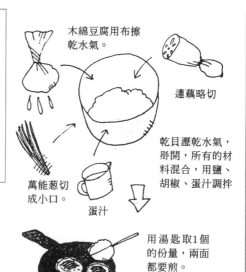

木綿豆腐用布擦乾水氣。

蓮藕略切

乾貝瀝乾水氣，掰開，所有的材料混合，用鹽、胡椒、蛋汁調拌

萬能蔥切成小口。

蛋汁

用湯匙取1個的份量，兩面都要煎。

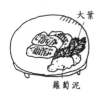

大葉

蘿蔔泥

大豆、大豆製品類

材料／4人份
木綿豆腐…………2塊
蘿蔔……………100g
薑…………………15g
細香蔥…………3根
麵粉……………適量
淋汁 ┌米酒……¼杯
　　 ├醬油……¼大匙
　　 └高湯……1杯
▶198大卡

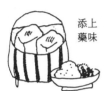

添上藥味

1 豆腐壓乾水分，對半切開。

2 蘿蔔、薑擦碎

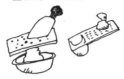

細香蔥切成小口

3 豆腐沾麵粉用高溫炸。

4 米酒煮滾，加上醬油、高湯，再煮滾，淋在炸好的豆腐上。

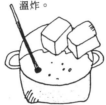

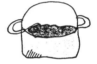

材料／4人份
木綿豆腐…………2塊
玉蕈……………100g
金菇……………100g
蘆筍……………4根
綜合調味料
　┌醬油……3大匙
　├米酒……1小匙
　└高湯……1大匙
柴魚片…………適量
奶油……………2大匙
▶150大卡

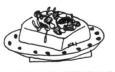

在豆腐上鋪上 3 與柴魚片

奶油

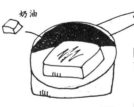

綜合調味料
奶油

1 瀝乾水氣的豆腐兩面煎。

2 ＊玉蕈去蒂，辦成小瓣。
＊金菇切除根部，對半切。
＊蘆筍剝除下半部分的皮，切成3cm的長度，用鹽水煮

3 蔬菜略炒，混入綜合調味料。

什錦湯

材料／4人份

木綿豆腐	1塊
牛蒡	1根
芋頭	8個
蒟蒻	1塊
胡蘿蔔	小2根
蘿蔔	⅓根
菠菜	½束
麻油	2大匙
水	7杯
A ┌砂糖	1小匙
├醬油	1大匙
└鹽	少許

▶260大卡

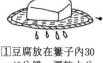

[1]豆腐放在簍子內30～40分鐘，瀝乾水分。

[2]牛蒡切成薄片，芋頭削皮切塊，浸泡在水中。

[3]蒟蒻切成一口的大小，用滾水煮。

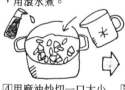

[4]用麻油炒切一口大小的蘿蔔、胡蘿蔔、牛蒡，加入水，去除澀液，加入蒟蒻。

[5]蔬菜煮滾之後，用A調味。加入芋頭，煮軟之後，加入豆腐和菠菜。

豆腐烤菜

材料／4人份

汁 ┌高湯	4杯
├低鹽醬油	4小匙
└酒	2小匙
胡蘿蔔	2cm
溶化乳酪	小4片
絹濾豆腐	1塊
蔥、細香蔥	各少許

▶104大卡

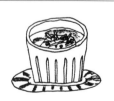

[1]煮滾高湯，加入低鹽醬油，作成湯汁。

[2]胡蘿蔔切成小碎屑，能溶化的乳酪切成薄片。

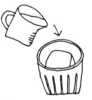

[3]在耐熱器皿中放入豆腐，在豆腐上淋上湯汁，鋪上乳酪，撒上胡蘿蔔。

[4]用170℃的烤箱烤到乳酪溶化為止，將切成小口的蔥、細香蔥鋪在上面。

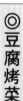

大豆、大豆製品類

材料／4人份

乾香菇…………… 6朵
蓮藕……………中1節
油豆腐塊………… 1塊
青豆（冷凍）…… 1杯
醋………………… 少許

煮汁
高湯 …………… 3杯
酒 ……………… 3大匙
米酒 …………… 1大匙
低鹽醬油 2½大匙

▶142大卡

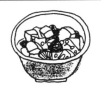

事先準備

乾香菇浸泡還原，切成一口的大小

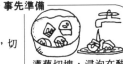

蓮藕切塊，浸泡在醋水中，再用水沖洗

青豆

油豆腐塊用滾水去除油，切成一口的大小

澆淋滾水解凍

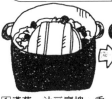

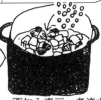

①蓮藕、油豆腐塊、香菇放入煮汁，用大火煮，煮滾之前，開小火，取出澀液，加蓋再煮。

②加入青豆，煮滾之後熄火。

材料／4人份

油豆腐塊………… 2塊
雞絞肉…………100g
蛋………………… ¼個

A
醬油 …………… ½大匙
砂糖 …………… 1小匙

B
高湯 …………… 1½杯
酒 ……………… 2大匙
砂糖 …………… 1大匙
米酒 …………… 1大匙
醬油 …………… 2大匙

鹽………………… 少許
沙拉油…………… 1大匙

▶245大卡

※切成一口的大小，加上略醃的小黃瓜。

從切口挖出豆腐

①油豆腐塊去除油，留下較長的一邊，中間劃開，挖出其中的豆腐。

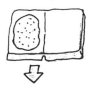

②挖出來的豆腐，加入蛋、絞肉、A、鹽調拌。

③打開掏空的油豆腐塊，將②鋪在一側，合上，在煎鍋中熱油之後，放入油豆腐塊煎切口的部分。

④在鍋中煮滾B，放入豆腐塊一起煮，用小火煮到汁收乾為止

◎燉煮青菜絲油豆腐

材料／4人份
青菜絲油豆腐（大）4 個
高湯…………… 1½杯
乾香菇…………… 8 朵
豌豆片 …………50g
A｛酒、料酒各 1 大匙
　醬油………… 2½大匙
　砂糖………… 2½大匙
B｛酒、料酒各 2 大匙
　醬油………… 1½大匙
　砂糖………… 1½大匙
▶311大卡

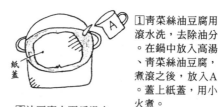

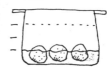

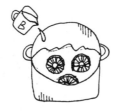

1 青菜絲油豆腐用滾水洗，去除油分。在鍋中放入高湯、青菜絲油豆腐，煮滾之後，放入A。蓋上紙蓋，用小火煮。

紙蓋

2 油豆腐上下反過來，煮到汁剩下下⅓的量，熄火，讓油豆腐入味。

3 乾香菇浸泡還原後，去軸。用香菇汁略煮，放入B，煮到汁收乾為止。盛盤，添上煮過的豌豆片。

◎煮高野豆腐

材料／4人份
高野豆腐………… 4 塊
款冬……………… 1 根
煮過的竹筍………150g
A｛高湯………… 2½杯
　砂糖、酒各 1 大匙
　料酒………… 1½大匙
　鹽…………… ⅔小匙
　醬油………… ⅔小匙
鹽………………適量
木芽……………少許
▶153大卡

添上木芽

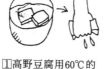

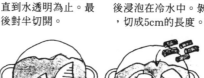

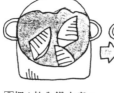

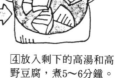

1 高野豆腐用60℃的水浸泡，擰乾數次，直到水透明為止。最後對半切開。

2 款冬撒上鹽，在板子上摩擦，用滾水煮，然後浸泡在冷水中。剝皮，切成5cm的長度。

5cm

3 把A放入鍋中煮，將切成大塊的煮過的竹筍放入，用小火煮10〜15分鐘。

4 放入剩下的高湯和高野豆腐，煮5〜6分鐘。最後放入款冬略煮。

大豆、大豆製品類

材料／4人份

四季豆 …………200g
洋蔥 ……………1個
西洋芹 …………1根
蒜 ………………2片
番茄（罐頭）含汁350g
紅辣椒 …………1根
橄欖油 …………4大匙
紅葡萄酒 ………100cc
A { 砂糖 ………½小匙
水 …………200cc
湯塊 …………1個
鹽、胡椒 …各少許 }
▶190大卡

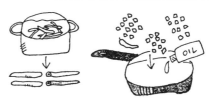

1 四季豆去節，用鹽水煮硬，對半切開。

2 洋蔥、西洋芹、蒜切成碎屑，用紅辣椒、橄欖油一起炒。

3 煮過之後，酒精揮發的紅葡萄酒和A以及搗碎的番茄一起放入2中，充分調拌，用中火煮20分鐘。

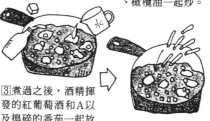

4 放入四季豆，煮5分鐘。

材料／4人份

大豆 ……………1杯
昆布 ……………10cm
蒟蒻 ……………½塊
胡蘿蔔、牛蒡 …各50g
蓮藕 ……………50g
砂糖 ……………50g
酒、醬油 ………各1大匙
料酒 ……………2大匙
鹽 ………………½小匙
▶234大卡

事先準備

大豆浸泡一晚

昆布表面用布擦拭，切成1cm正方形

蒟蒻切成1cm正方形，用熱水澆淋

胡蘿蔔、蓮藕、牛蒡切成1cm正方形，牛蒡略煮。

1 在鍋中放入大豆，用大量的水及大豆煮，再開小火，直到煮軟為止。

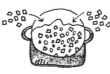

2 放入昆布、蒟蒻、牛蒡，加入砂糖、酒、料酒、鹽、胡椒一起煮，再加入蘿蔔、蓮藕，用小火煮。

材料／4人份

水煮大豆	150g
金槍魚罐頭	小1罐
洋葱	1個
鹽	少許
荷蘭芹	少許

調味醬
番茄調味汁	100cc
檸檬汁	2大匙
橄欖油	2大匙
鹽、胡椒	少許
辣醬油	少許
白葡萄酒	1大匙

▶150大卡

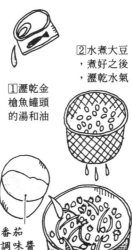

① 瀝乾金槍魚罐頭的湯和油

② 水煮大豆，煮好之後，瀝乾水氣

③ 洋葱切成薄片，用鹽揉搓之後，用水沖洗掉，摔乾。

④ 在上面的①②③中加入番茄調味汁涼拌，撒上荷蘭芹碎屑。

番茄調味醬

材料／4人份

煮過的大豆	1½杯
乾香菇	8朵
煮過的竹筍	100g
豌豆片	適量
沙拉油	2大匙
湯（溶解湯塊）	1杯

A
砂糖	½大匙
醬油	2大匙

太白粉（用等量的水調溶）	1小匙
鹽（放入水中）	少許

▶171大卡

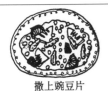

撒上豌豆片

事先準備

乾香菇浸泡還原，對半斜切

竹筍切成短條

豌豆片去筋，用鹽水煮，兩端切除

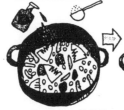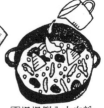

① 煮過的大豆、蔬菜炒過之後，加入湯，煮滾之後加入A，用小火煮

② 慢慢倒入太白粉水勾芡。

材料／4人份

蘆筍……………8根
白色菜豆（水煮罐頭）
………………⅔杯
香腸……………12條
青豆（冷凍）……2杯
沙拉油…………適量
鹽、胡椒………各適量
調味汁 {
蘋果醋……4大匙
橄欖油……4大匙
沙拉油……8大匙
小洋蔥………2個
}
▶313大卡

※蔬菜盛盤，淋上調味汁

事先準備

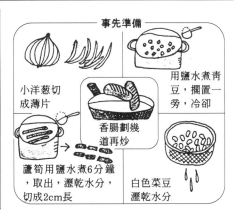

小洋蔥切成薄片

香腸劃幾道再炒

用鹽水煮青豆，擱置一旁，冷卻

蘆筍用鹽水煮6分鐘，取出，瀝乾水分，切成2cm長

白色菜豆瀝乾水分

調味汁

在碗中放入蘋果醋、橄欖油、沙拉油混合，放入小洋蔥，擱置半個小時，用鹽、胡椒調味。

材料／4人份

牛蒡……………15cm
蘿蔔……………5cm
胡蘿蔔…………8cm
乾香菇…………2朵
麻油……………2大匙
油豆腐…………2片
A {
醬油……2大匙
酒………2大匙
砂糖……1大匙
市售濃縮高湯適量
}
▶273大卡

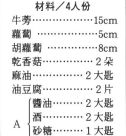

①乾香菇用水浸泡還原，蔬菜去皮，全部切碎，用麻油炒。

②油豆腐用滾水略燙，去除油，對半切開，翻過來，打開呈袋狀。

③炒過的蔬菜塞入油豆腐中，用牙籤固定

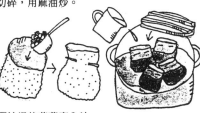

④在鍋中放入③，倒入香菇汁，A，加蓋，用中火煮15分鐘。

材料／4人份

金菇‥‥‥‥‥‥‥‥2包
青紫蘇‥‥‥‥‥‥‥4片
培根‥‥‥‥‥‥‥‥8片
鹽、胡椒‥‥‥‥‥各少許
油‥‥‥‥‥‥‥‥1大匙
▶108大卡

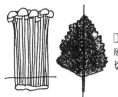

① 金菇去除根部，分成8等分。青紫蘇縱切。

露出1cm長的傘的部分捲起

② 培根攤開，擺上青紫蘇、金菇捲起來。

③ 煎鍋中熱油，將培根捲完的一端朝下煎，一邊搖晃煎鍋，一邊全部煎熟。

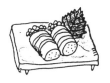

材料／4人份

新鮮香菇、玉蕈各100g
蘑菇‥‥‥‥‥‥‥‥100g
金菇‥‥‥‥‥‥‥‥120g
奶油‥‥‥‥‥‥‥‥2大匙
白葡萄酒‥‥‥‥‥‥1大匙
牛奶‥‥‥‥‥‥‥‥4杯
鹽、胡椒‥‥‥‥‥各少許
荷蘭芹碎屑‥‥‥‥‥少許
乳酪粉‥‥‥‥‥‥‥適量
▶182大卡

① 蕈類各自去蒂。玉蕈、金菇分成小房。

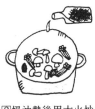

② 奶油熱後用大火炒蕈類，倒入白葡萄酒

③ 加入牛奶，用小火煮20分鐘。

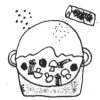

④ 加入鹽、胡椒，熄火，撒上荷蘭芹屑、乳酪粉。

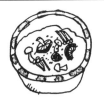

降低膽固醇的飲食 148

材料／4人份

蝦米‧‧‧‧‧‧‧‧‧‧‧‧‧‧50g
酒（蝦米用）‧‧‧½大匙
青江菜‧‧‧‧‧‧‧‧‧‧4株
A 鹽‧‧‧‧‧‧‧‧‧‧1大匙
麻油‧‧‧‧‧‧‧‧2大匙
玉蕈‧‧‧‧‧‧‧‧‧‧‧1包
薑‧‧‧‧‧‧‧‧‧‧‧‧適量
麻油‧‧‧‧‧‧‧‧‧‧2大匙
B 高湯‧‧‧‧‧‧‧½杯
酒‧‧‧‧‧‧‧‧1大匙
醬油‧‧‧‧‧⅔大匙
砂糖‧‧‧‧‧1小匙
鹽‧‧‧‧‧‧‧‧少許
太白粉（用等量的水調溶）‧‧‧‧‧‧‧‧‧‧‧‧1大匙
白芝麻‧‧‧‧‧‧‧‧1大匙
▶162大卡

1 蝦米泡在酒中30分鐘。玉蕈去蒂，分成小房。

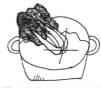

2 在青江菜的根部劃十字，加入A，用滾水煮。撈出，放在簍子內瀝乾。用水從切口處辮開

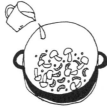

3 在鍋中熱麻油，依序加入薑屑、蝦米、玉蕈炒，然後加入B

4 加入太白粉水勾芡。放入青江菜，撒上白芝麻。

◎青江菜拌蕈類

材料／4人份

新鮮香菇‧‧‧‧‧‧‧‧6朵
玉蕈‧‧‧‧‧‧‧‧‧‧‧1包
蘑菇‧‧‧‧‧‧‧‧‧‧12個
蒜‧‧‧‧‧‧‧‧‧‧‧‧1片
橄欖油‧‧‧‧‧‧‧‧1大匙
A 水煮番茄‧‧‧‧4大匙
白葡萄酒‧‧‧‧4大匙
湯（湯塊¼個加1杯水）‧‧‧‧‧‧4大匙
月桂葉‧‧‧‧‧‧1片
丁香‧‧‧‧‧‧‧‧6粒
鹽、胡椒‧‧‧‧‧各少許
▶40大卡

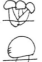

1 香菇去蒂，切成4半。玉蕈分成小房。蘑菇去蒂，切成2半。

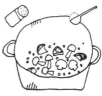

2 用橄欖油爆香蒜屑，然後炒1，撒上鹽、胡椒。

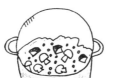

3 炒軟之後，加入A，煮滾。

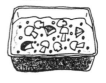

4 放入碗中，放在冰箱內冷卻半個小時。

◎番茄炒蕈類

材料／4人份

玉蕈……………1包
金菇……………1包
新鮮香菇………6包
鴨兒芹…………12根
麵衣
　｛蛋½個加水……½杯
　｛油炸粉…………½杯
蘿蔔泥…………適量
湯汁
　｛高湯……………½杯
　｛米酒……………2大匙
　｛醬油……………2大匙
▶211大卡

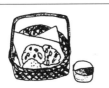

事先準備

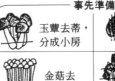
玉蕈去蒂，分成小房

香菇去軸，切細

金菇去蒂，辦開

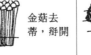
鴨兒芹切成3cm的長度

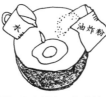

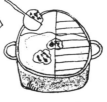

①蛋與水混合，加入油炸粉作成麵衣，放入蕈類、鴨兒芹混合。

②將1大匙的①放入中溫的炸油中炸，添上蘿蔔泥，盛盤。

材料／4人份

蘑菇……………150g
檸檬……………適量
玉蕈……………1包
金菇……………2包
新鮮香菇………8朵
萵苣……………3～4片
荷蘭芹碎屑……少許
沙拉油…………2大匙
鹽、胡椒………各少許
白葡萄酒………2大匙
　｛鹽………………⅔小匙
　｛胡椒……………少許
A｛砂糖……………1小撮
　｛沙拉油…………3大匙
　｛醋………………2大匙
▶198大卡

事先準備

蘑菇　用水洗之後，分為2等分，淋上檸檬汁

玉蕈去蒂，分成小房

金菇去蒂

香菇去軸，切成2半

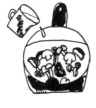

熱沙拉油，用大火炒蕈類，撒上鹽、胡椒，淋上白葡萄酒調拌。
放入碗中，淋上A，冷卻。鋪在萵苣上，撒上荷蘭芹屑。

◎蒟蒻配烤豬肉

材料／4人份
黑蒟蒻…………………1塊
小黃瓜…………………2根
薄片豬里肌肉……200g
芝麻調味汁
┌芝麻醬、研碎芝麻
│…………………各2大匙
│砂糖…………………2大匙
│醬油…………………2大匙
│酒、料酒…各1大匙
└鹽………………………少許
辣椒粉…………………少許
▶280大卡

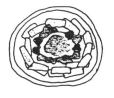

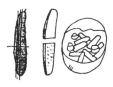

①小黃瓜對半切開，再縱切成薄片，放入冰水中浸泡，產生爽脆的口感。

②肉切成一口的大小，每一片分開。將蒟蒻放入水中煮5分鐘，然後取出，瀝乾水氣。

③準備好烤肉用的鐵絲網，用大火的遠火將網子加熱之後，擺上肉，兩面烤。蒟蒻也要烤一下。

④蒟蒻切成短條，冷卻。在盤中鋪上小黃瓜、蒟蒻、豬肉，淋上冷卻的芝麻調味汁

◎辣蒟蒻

材料／4人份
蒟蒻……………………2塊
紅辣椒…………………1根
┌砂糖…………………1大匙
│醬油………2½大匙
A│酒……………………2大匙
└料酒…………………1大匙
高湯……………………2杯
豌豆片…………………適量
沙拉油…………………少許
鹽………………………少許
▶61大卡

①蒟蒻略煮，瀝乾水氣，作成繩索形。

②紅辣椒浸泡在滾水中，去籽，切成圓片

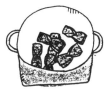

③用A炒蒟蒻，然後放入紅辣椒、高湯，煮到汁收乾為止。

④豌豆片兩端切除，去筋，用鹽水略煮。

材料／4人份

蘑菇‥‥‥‥‥‥12個

A ┤ 檸檬汁‥‥‥1大匙
　　橄欖油‥‥‥1大匙
　　鹽、胡椒‥各少許
　　葡萄酒‥‥‥1大匙

鬆軟白乾酪‥‥‥110g

萵苣‥‥‥‥‥‥適量

▶85大卡

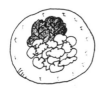

1蘑菇用擰乾的毛巾擦掉污垢，去蒂，切成2～3mm的薄片。

2將A混入，作成調味汁，與蘑菇混合。

3去除2的汁氣，與鬆軟白乾酪涼拌。放在鋪上萵苣的器皿上。

◎蘑菇涼拌乳酪

材料／4人份

白菜‥‥‥‥‥‥2片

雞蛋‥‥‥‥‥‥1個

牛奶‥‥‥‥‥‥2杯

湯‥‥‥‥‥‥‥2杯

A ┤ 鹽‥‥‥‥1½小匙
　　酒‥‥‥‥2大匙
　　胡椒‥‥‥‥少許

太白粉（用等量的水調溶）‥‥‥‥½大匙

麻油‥‥‥‥‥‥適量

▶140大卡

1白菜較硬的芯，沿著纖維切細，葉的部分略切。

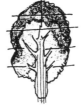

2在鍋中放入用湯塊作成的湯。煮滾之後，依序放入白菜芯、葉一起煮。

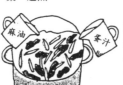

3在2中加入牛奶，煮滾之後加入A。再用太白粉水勾芡，加上蛋汁、麻油、熄火

◎雞蛋白菜湯

蛋、乳製品類

材料／4人份
牛肉…………………100g
洋蔥………………… 1 個
青椒………………… 1 個
番茄………………… 1 個
蛋…………………… 4 個
沙拉油……………… 2 大匙
鹽、胡椒…………各少許
奶油…………………適量
黑橄欖……………… 3 個
荷蘭芹………………適量
▶135大卡

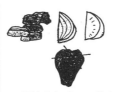

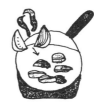

1 牛肉切成一口的大小。洋蔥、番茄切成梳形。青椒去籽，縱剖為4。

2 先炒牛肉，再依序炒洋蔥、青椒、番茄、撒上鹽、胡椒。

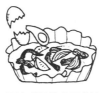

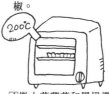

3 在耐熱的容器中塗上奶油，放入2，再加入蛋，用鹽、胡椒調味。

4 撒上荷蘭芹和黑橄欖，用200℃的烤箱烤15分鐘，直到蛋白變硬為止。

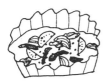

材料／4人份
茄子………………… 4 個
洋蔥…………………35g
番茄…………………300g
奶油………… 4 ½大匙
A { 洋蔥………… 5 g
    蘑菇……… 8 個份
白色調味汁……… 1 杯
B { 蛋黃……… 1 個份
    鹽、胡椒…各適量
乳酪醬………… 2 大匙
麵包粉………… 1 大匙
▶254大卡

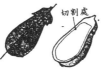

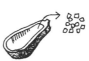

1 茄子對半縱切，在皮和肉之間切開，撒上鹽，擱置10分鐘。

2 用180℃的油炸茄子，沿著切割線，挖出茄子內容物，切碎

3 用1大匙的奶油炒碎的A，再加上白色調味汁（¼杯），煮滾之後，關火，加入B。

4 在另一個鍋中倒入1½大匙的奶油，將剩下的洋蔥、香菇切塊加入拌炒

5 在茄子的皮內依序塞入4、3，塗上奶油，擺在盤中。

6 在5淋上剩下的白色調味汁，依序鋪上乳酪、麵包粉、剩下的奶油，用250℃烤箱的上段來烤。

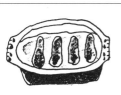

材料／4人份
牡蠣（肉）………320g
鹽……………………少許
洋蔥………………½個
胡蘿蔔……………50g
馬鈴薯……………½個
薄片培根……………2片
奶油…………………2大匙
麵粉…………………2大匙
牛奶…………………2杯
鹽………………⅔小匙
胡椒…………………少許
湯…………………2½杯
蘇打餅乾……………5片
荷蘭芹………………適量
▶271大卡

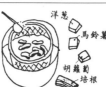

① 牡蠣用鹽水洗淨。胡蘿蔔、洋蔥、馬鈴薯切成1cm的方形，培根切成2cm寬度。

② 放入奶油溶化之後，依序加入培根、洋蔥、胡蘿蔔、馬鈴薯拌炒。

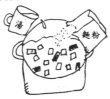

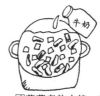

③ 在②中撒上麵粉再炒，加入湯，用中火～小火煮到蔬菜柔軟為止。

④ 蔬菜煮軟之後，放入牡蠣、牛奶、撒上鹽、胡椒，盛盤時，撒上蘇打餅乾和荷蘭芹。

材料／4人份
蘆筍…………………8根
乾貝…………………8個
牛奶………………¾杯
湯…………………½杯
A ⎰酒…………………2大匙
  ⎱砂糖………………1小匙
  ⎰鹽………………⅓小匙
麻油、沙拉油各1大匙
麵粉…………………適量
太白粉（用等量的水調溶）…………………1大匙
鹽、胡椒………各少許
▶133大卡

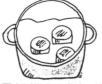

① 蘆筍煮過，切成2半，粗大的根部對半縱切。
乾貝選擇較大者，洗淨之後，撒上鹽、胡椒。

② 牛奶、湯與A調拌。
太白粉用一倍量的水調溶，擱置一旁。

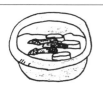

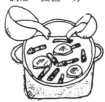

③ 在厚鍋中熱麻油、沙拉油，放入沾有麵粉的乾貝，煎成金黃色。

④ 蘆筍和②加入，煮滾之後，用太白粉水勾芡。

蛋、乳製品類

雞蛋炒韭菜

材料／4人份

蛋‥‥‥‥‥‥6個
韭菜‥‥‥‥‥1束
小蝦‥‥‥‥‥70g
鹽、胡椒‥‥‥各少許
酒‥‥‥‥‥‥1大匙
沙拉油‥‥‥‥適量
▶200大卡

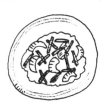

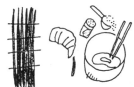

1 韭菜切成5cm的長度，蝦用水洗淨，剝殼，去除泥腸。雞蛋打散，加入鹽、胡椒。

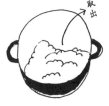

2 在高溫加熱的鍋中倒入較多的油，先炒蛋；炒到半熟時取出

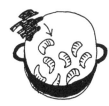

3 再加入油，炒蝦子，到蝦子變色時，加入韭菜、鹽、胡椒、酒，再倒回2的蛋，一起拌炒。

◎鮭魚蕈類蛋捲

材料／4人份

雞蛋‥‥‥‥‥2個
玉蕈 ⎫
舞茸 ⎬‥‥‥合計150g
金菇 ⎭
薄片鮭魚‥‥‥‥30g
酒‥‥‥‥‥2½大匙
砂糖‥‥‥‥‥2小匙
沙拉油‥‥‥‥1小匙
▶76大卡

1 蕈類去蒂，略切，放入耐熱皿中，撒上酒（½大匙），用微波爐加熱3分鐘。

2 雞蛋打散，加入2大匙酒及砂糖混合，再放入蕈類、鮭魚薄片混合。

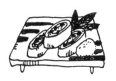

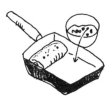

3 將蛋熱器加熱之後，再用紙巾倒入油，薄薄地攤開一層。將2分3～4次倒入煎，當未煎焦之前即捲起。

◎羊栖菜涼拌納豆

材料／4人份
羊栖菜 ……………45g
胡蘿蔔…………½根
油炸豆腐………½塊
小乾白魚 …………60g
沙拉油……………適量
A {醬油……2大匙強
酒………3大匙
料酒……1大匙強
納豆………………1包
細香葱……………適量
▶159大卡

鋪上切成小口的
細香葱

① 羊栖菜用水浸泡30分鐘還原，瀝乾水分，切成適當的長度。胡蘿蔔切成3cm的細絲。油炸豆腐切成細絲。

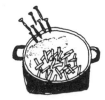

② 在厚鍋中放入沙拉油，依序炒胡蘿蔔，油炸豆腐、羊栖菜，再放入小乾白魚。

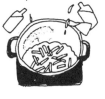

③ 放入A，時常攪拌，煮好之後，擱置一旁冷卻。

④ 將納豆充分攪拌，產生粘性之後，加入③中涼拌。

◎鯡魚昆布捲

材料／4人份
鯡魚片……………2片
昆布（25cm）……4片
淘米水……………適量
醋…………………少許
葫蘆乾……………適量
高湯………………3杯
梅乾………………2個
酒…………………3大匙
A {砂糖……4大匙
醬油……4大匙
蘿蔔苗……………適量
B {料酒……5大匙
水貽……1大匙
▶225大卡

※盛盤時，解開葫蘆乾，添上蘿蔔苗

① 用淘米水將鯡魚片浸泡還原，去除鱗片，切除一半的長度。

② 用醋水洗昆布，瀝乾水氣。將鯡魚片鋪在昆布上捲起，用浸泡還原的葫蘆乾綁住

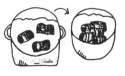

③ 用大量的水煮，煮滾之後，經過10分鐘撈起，瀝乾水分。

④ 在鍋中排列③，加入可以蓋住昆布捲的高湯、梅乾及酒，蓋鍋煮1小時。中途加入A，最後放入B，直到汁收乾為止。

飯、麵類

材料／4人份

米		3杯
煮過的竹筍		300g
A	酒	2大匙
	低鹽醬油	2大匙
	醬油	1大匙
	料酒	1½大匙
高湯		3杯
木芽		少許

▶492大卡

撒上木芽

①米在煮之前1小時洗淨，撈出，放在簍子內瀝乾。

②竹筍切成短片。

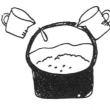

③在電子鍋中放入米、A及3杯高湯，加入竹筍一起煮。

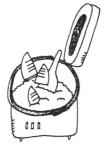

④煮好之後，燜13～14分鐘。用飯杓攪拌飯，與竹筍混合。

材料／4人份

米		3杯
雞胸肉		100g
胡蘿蔔		6cm
乾香菇		4朵
竹輪		1條
A	醬油	3½大匙
	料酒	2大匙
	酒	2大匙
梅醋漬薑		1塊
豌豆片		少許
沙拉油		2小匙

▶562大卡

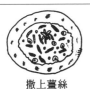

撒上薑絲

事先準備

雞肉切成骰子狀	胡蘿蔔切成3cm的細絲	乾香菇浸泡還原，切成薄片
竹輪切成薄圓片	煮過的豌豆片切絲	薑切絲浸泡在水中

①用電子鍋煮飯。

②加入雞肉後，再加入胡蘿蔔、乾香菇、竹輪一起炒。加入A，用中火煮，使水氣飛散。

③飯舀到壽司桶中，擠乾②的水氣，和豌豆片混合。

材料／4人份

米	3杯
青豆	150g
昆布	10cm
A { 鹽	1小匙
{ 酒	2大匙

▶468大卡

1 米在煮之前1小時洗淨，放在簍子內瀝乾。

2 昆布放入3杯水中，煮滾之後，取出，放入青豆與A，煮滾後用中火煮5分鐘，熄火，冷卻。

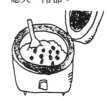

3 米和2的煮汁放入電子鍋中，再添加水到適當的刻度為止。帶煮汁的豆留下少許，用保鮮膜蓋住。

4 煮好的飯上，撒上瀝乾水氣的豆子混合

材料／4人份

米	3杯
油炸豆腐	1塊
香菇	100g
玉蕈	100g
金菇	100g
A { 醬油	3大匙
{ 酒	2大匙
{ 料酒	1小匙

▶471大卡

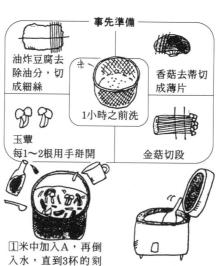

事先準備

油炸豆腐去除油分，切成細絲

1小時之前洗

香菇去蒂切成薄片

玉蕈每1〜2根用手辦開

金菇切段

1 米中加入A，再倒入水，直到3杯的刻度為止。加入材料混合煮熟。

2 煮好之後燜13分鐘，用飯杓攪拌飯。

材料／4人份

義大利麵	400g
紅辣椒	4根
蒜	2片
荷蘭芹	少許
橄欖油	⅔杯
鹽、胡椒	各少許
奶油	2大匙

▶450大卡

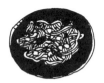

可依個人喜好添加羅勒

1 紅辣椒去籽，切成2～3段。
蒜切成10片薄片。

2 用中火將橄欖油加熱，炒蒜，再依序放入紅辣椒、荷蘭芹碎屑拌炒，撒上鹽、胡椒。

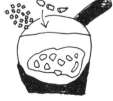

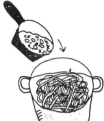

3 用小火溶化奶油，加入煮過的義大利麵，迅速拌炒，加入2調拌。

材料／4人份

義大利麵	400g
蛤仔（連殼）	600g
A ｛白葡萄酒	4大匙
湯	½杯
鹽	適量
沙拉油	少許
鹽、胡椒	各少許
羅勒	5片

▶423大卡

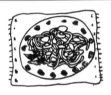

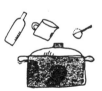

1 蛤仔泡鹽水，充分吐沙、洗淨，加入A，放入鍋中，加蓋，蒸煮到殼張開為止。

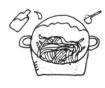

2 義大利麵在加入鹽、沙拉油的滾水中煮熟，撈起，放在簍子內瀝乾。

3 只留下1片羅勒裝飾，其他的切絲。

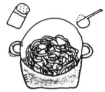

4 半量的蛤仔去殼，與義大利麵、羅勒、蒸汁混合，撒上鹽、胡椒。

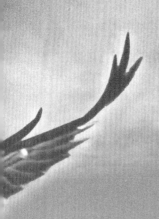

大展好書　好書大展
品嘗好書·冠群可期

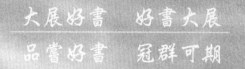

大展好書　好書大展
品嘗好書　冠群可期

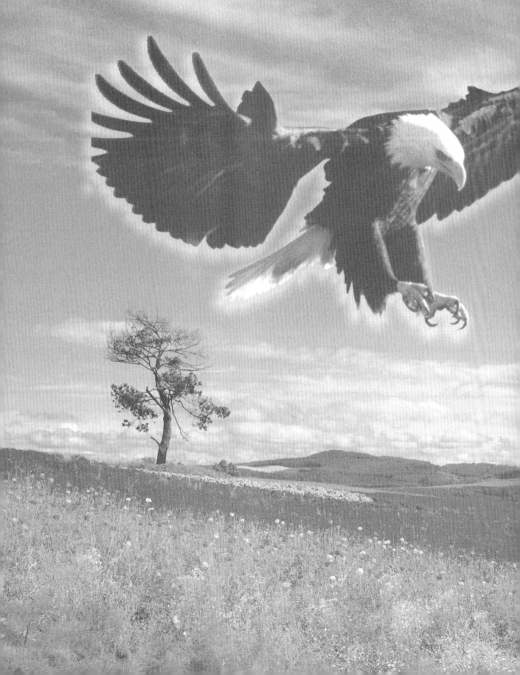